알기 쉬운 임상검사의학

CLINICAL Laboratory Medicine

알기 쉬운 임상검사의학

유은영 · 이정

수학사

머리말

임상검사의학은 의료기관에서 환자 진료 시 정확한 진단을 하기 위해 시행되며 전문적이고 객관적으로 실시되는 임상의학의 한 축에 해당된다.

이 책은 보건의료를 공부하는 학생들이 진단검사 분야를 쉽게 이해할 수 있도록 총론적인 형태로 의무기록의 심사지침을 접목하여 구성하였다. 특히, 영상의학과 더불어 원무행정이나 보험심사에 있어서도 내용을 개괄적으로 참고하고, 현장에서 바로 활용할 수 있도록 하는 데 역점을 두었다.

임상병리개론에 해당하는 전반적인 검사와 심사지침을 설명하였으며, 종합병원급 의료기관에서 실시되는 임상검사의학 항목들을 포함하였다.

먼저 제1장에서 검체 채취 및 검체별 취급 요령을 다루었고, 제2장에서는 검체별 검사항목을 분야별로 세분화하여 요검사, 혈액학검사, 혈액응고계 검사, 면역혈청학 검사, 수혈검사, 일반 검사, 임상화학 검사, 지질 및 영양 관련 검사, 전해질 검사, 종양표지자 검사, 특수화학, 약물 검사, 세포·조직병리 검사 등의 진단검사별 항목들을 열거하고 각 검사항목별 보험코드, 검체 종류, 검체 용기, 참고치, 검사별 인체 내 임상적 의의를 설명하였다. 아울러 기능, 참고 범위의 증가 및 감소에서의 임상적 질환에 대하여 설명하였다.

제3장에서는 입원환자의 기본 검사 항목을 내과계, 외과계, 산부인과계, 기타 진료과목별로 분류하였으며, 제4장에서는 다빈도 상병별 검사 항목 및 특이 검사 항목을, 제5장

에서는 기타 영상검사의학 항목을 서술하였다.

이 책이 보건 및 간호 계열에서 병리학, 기초의학을 공부하는 학생들과 의무 행정, 보험심사, 의료기사 등 보건의료 관련 종사자에게 기초의학교재로 활용됨은 물론 실제 업무에서는 핸드북과 같은 역할을 하게 되기를 기대한다.

현장 근무를 통한 풍부한 임상경험을 바탕으로 의료기관과 대학에서 요구되는 내용들을 포함하려고 노력하였으나 많은 부분에서 미흡한 점이 눈에 띄지만 지속적으로 보완, 개정하여 실용성 있는 임상검사의학서가 되도록 노력할 것이다.

끝으로 책이 발간되기까지 물심양면으로 힘써주신 수학사 이영호 사장님과 직원 여러분께 충심어린 감사를 드린다.

저자 일동

차례

제1장 검체 채취 및 검체별 취급요령

제2장 검사항목

제1장

검체 채취 및 검체별 취급요령

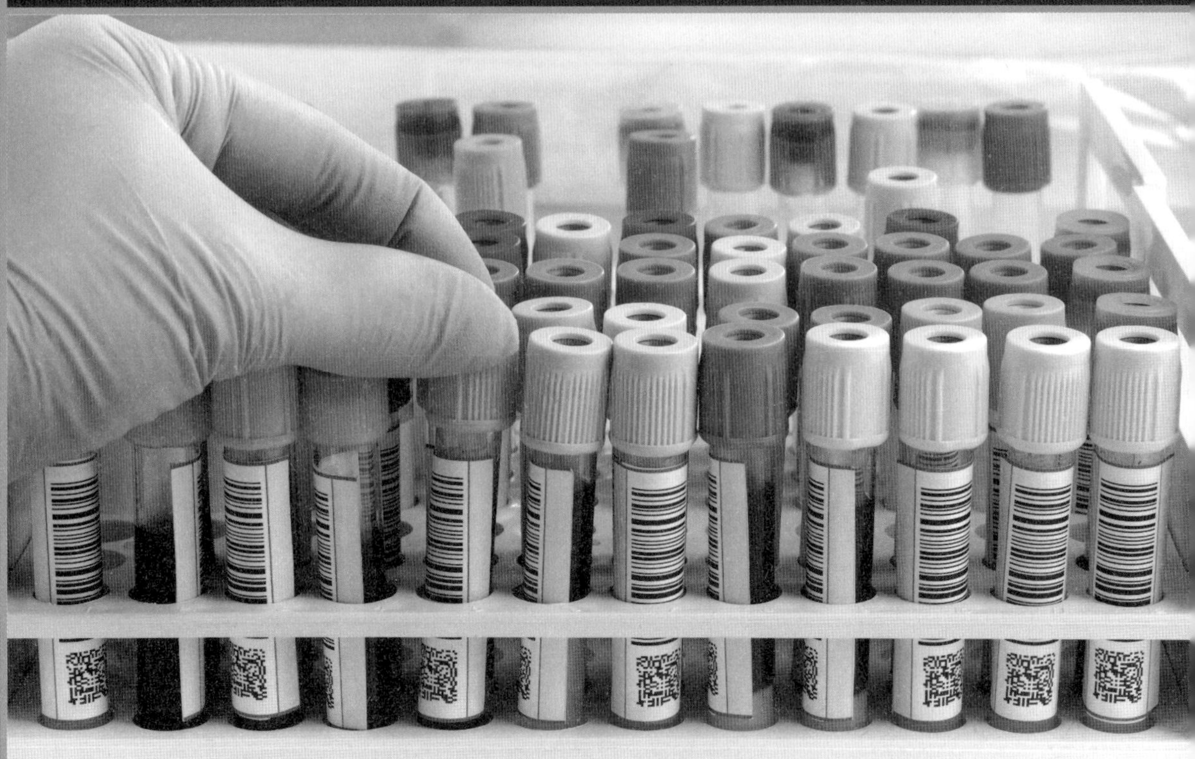

1. 검체 종류

- Serum: 혈청
- Plasma: 혈장
- Body Fluid: 체액
- Whole Blood: 전혈
- Bone Marrow: 골수제 단백액 단백질을 제거한 검체, 전용용기 사용
- Urine: 단회뇨
- 24h Urine: 24시간 축뇨
- Cord blood: 제대혈
- Sputum: 객담
- Stool: 분변
- CSF(Cerebrospinal Fluid): 척수액 검체용기

2. 검체 보존

보존 조건

- 실온: 상온(20℃ 전후)에서 보존
- 냉장: 저온(2~8℃, 냉장고 온도)에서 보존
- 동결: 냉동(-20℃) 상태로 보존

3. 검체 관련 주의사항

- 용혈주의: 용혈에 의해 검사결과에 큰 영향을 미치는 항목
- 차광: 빛이 불안정하여 정확한 결과를 위해 반드시 차광해야 하는 항목
- 보존제명: 24시간 축뇨시 보존제 필수 항목
- 밀봉: 공기노출에 의해 검사결과에 영향을 미치는 항목이나 누출 우려가 있는 검체를 이용한 항목

- 신속검사: 시간의 지체에 의해 부정확한 검사결과를 초래할 수 있어 최대한 빠른 시간 안에 검사가 시행되어야 하는 항목
- 즉시원심분리: 혈청 및 혈장 분리를 즉시 시행하지 않을 경우 검사결과에 영향을 미치는 항목
- 저온원심분리: 4℃ 이하의 저온에서 원심분리를 시행해야 하는 항목
- 검사일: 각 검사항목별 검사가 시행되는 요일
- 소요일: 검사일을 기준일로 하여 결과가 통보되기까지 소요되는 기간(인터넷 혹은 유선상 결과 확인)
- 검사법: 검사를 시행하는 원리 및 측정방법
- 참고치: 검사시약 및 통계자료에 의해 설정된 참고범위
- 보험코드: 건강보험에 등재되어 있는 보험분류번호 및 코드번호
- 상대가치점수: 건강보험에 등재되어 있는 점수
- 수가: 검사를 시행하기 위한 실질적인 비용
- 임상적 의의: 검사의 측정 의의와 검사 결과치 고저에 따른 관련 질환

4. 검체

1) 접수 시 주의사항

- 주민번호: 수신자의 주민등록번호를 필수로 기재하여 의뢰해야 하는 항목
- 주소/연락처: 수신자의 주소, 연락처를 필수로 기재하여 의뢰해야 하는 항목
- 유전자동의서: 유전자 관련 검사로서 유전자 검사 동의서를 기재하여 의뢰해야 하는 항목
- 가검물시험의뢰서: 질병관리본부로 재수탁되는 항목으로 질병관리본부의 가검물시험의뢰서를 기재하여 의뢰해야 하는 항목
- 소견서: 검사의뢰 목적, 수신자의 병력이나 진료 등 상세한 수신자 정보가 요망되는 항목
- 단독의뢰: 분주로 인한 contamination이 검사결과에 영향을 미치는 항목

2) 위탁 불가 검사항목 안내

다음의 항목은 검체 채취에서 검사까지 장시간이 소요될 경우 검사결과가 부정확해질 수 있으므로 위탁 검사항목 대상에서 제외된다.

- 요검사 중 wet smear
- 체액 및 천자액검사 중 체액일반검사에서 검체가 뇌척수액인 것
- 혈액학검사 중 적혈구 침강속도
- 출혈·혈전검사 중 활성화 부분 트롬보플라스틴시간, 프로트롬빈시간
- 일반화학검사 중 암모니아
- 기타 검체 채취에서 검사까지 장시간이 소요될 경우 검사결과가 부정확해질 수 있다고 보건복지부장관이 별도로 정하는 검사항목

(자료 : 보건복지부 건강보험요양급여비용 "검체검사 위탁에 관한 기준" 중)

5. 검사 분야별 분류

1) 혈액검사(Blood Test)

(1) 검사실에서 사용하는 혈액검사 용기

혈액성분은 운동, 식사, 정신적 스트레스 등에 의해 영향을 받는 경우가 많으므로 채혈은 일반적으로 아침 공복에 하는 것을 원칙으로 한다.

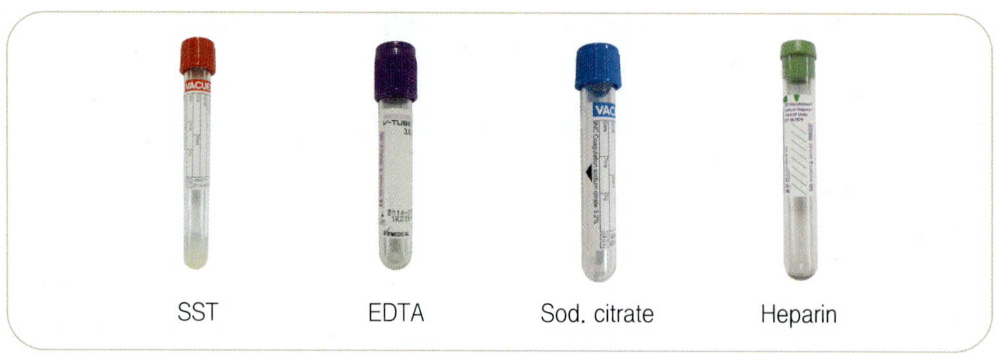

그림 1-1 혈액검사 용기

여러 종목의 검사(전혈, 혈장 등 사용)를 위하여 동시에 채혈할 때는 채혈량을 미리 계산해 둔다. 정해진 용기에 각각 분주하여야 하며 미량의 혈청이 필요한 경우에도 한 용기당 최소한 2~3 mL의 혈액을 넣어야 한다.

모든 혈액 검체는 채혈 후 즉시 의뢰하여 검사를 시행해야 하나 당일검사가 곤란한 경우는 냉장 보관하여 다음날 검사를 하도록 한다.

(2) 혈청검사

일반적으로 여러 종목의 검사(전혈, 혈장 등 사용)를 위하여 동시에 채혈할 때는 채혈량을 미리 계산해 둔다. 정해진 용기에 각각 분주하여야 하며 미량의 혈청이 필요한 경우에도 한 용기당 최소한 2~3 mL의 혈액을 넣어야 한다.

채혈량 = Blood양 (전혈 검체인 경우)
채혈량 = Serum양×3.0배 이상 (혈청 검체인 경우)

채혈시 tourniquet을 장시간(1분 이상) 묶으면 혈액이 농축되므로 1분 이상 묶지 않도록 주의하고 적당한 속도로 채혈하여 거품이 생기지 않도록 한다.

진공채혈관을 사용하지 않고 주사기를 통해 채혈하는 경우에는 채혈 후 needle을 제거한 후 검사용기의 기벽을 따라 천천히 혈액을 흘러내려 용혈을 방지할 수 있도록 주의해야 한다.

(3) 전혈검사

혈액을 용기에 채혈한 후 항응고제와 검체가 충분히 혼합하되 거품이 생기지 않도록 5~6회 전도 혼합해 준다.

(4) 진공채혈관 이용검사

채혈 후 튜브를 필히 8~10회 inverting하여 항응고제와 혼합되도록 한다.

Tourniquet을 채혈하는 곳 가까운 부위에 감는다.

혈중 알코올 측정을 제외하고 알코올 스펀지(70% 알코올)로 채혈부위를 소독한 후 알코올을 말린다.(요오드 스펀지는 검체를 오염시키는 경우가 있으므로 사용하지 않는다. 채혈부위에 알코올이 마르지 않으면 검체 용혈의 원인이 되므로 주의해야 한다.)

주사바늘을 15~20° 각도를 유지하여 정맥을 찌른다.

채혈량은 진공채혈관 정도만큼 충분한 양을 채혈한다. 연속 채혈시 holder로부터 첫 채혈 튜브를 제거한 후 두 번째 튜브를 holder에 밀어 넣는다. 채혈된 튜브는 응고방지를 위해 바로 전도 혼합한다.

연속 채혈시 사용 채혈관의 순서(용기가 다른 다량의 검체가 필요한 경우)

1 무균상태의 혈액 배양용기
2 아무것도 들어 있지 않은 clotting tube
3 sodium citrate(blue)가 첨가된 용기
4 혈청분리용기 heparin(green)이 첨가된 용기
5 EDTA(lavender, royal blue)가 첨가된 용기
6 citrate dextrose가 첨가된 용기
7 sodium fluoride(gray)나 potasssium oxalate가 첨가된 용기

Tourniquet를 풀고 바늘로부터 용기를 제거한 후 마른거즈를 넣고 바늘을 조심스럽게 뺀다.[과도한 출혈(5분 이상)과 혈청용기(red-stopper tube, serum-separator)의 혈액이 응고되지 않는 경우 의사의 주의를 요한다.]

채혈 후 즉시 환자의 앞에서 튜브에 라벨과 함께 환자의 모든 정보를 확인한다. 의뢰서에 채취한 검체와 검사항목을 표시한다.

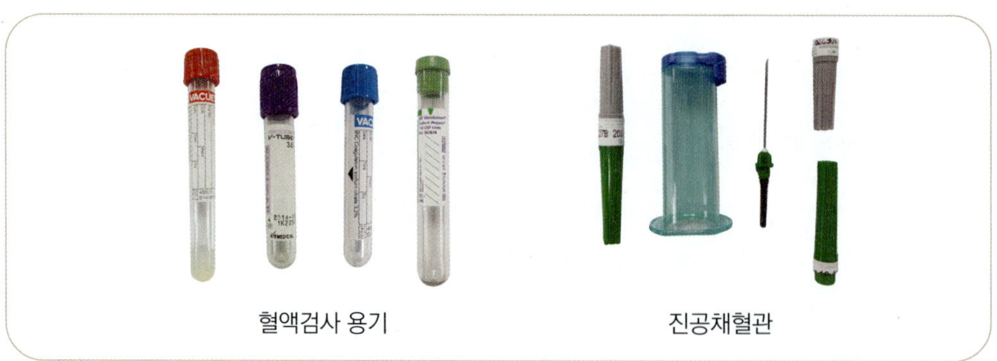

그림 1-2 혈액검사 용기와 채혈기구

(5) K 검사

① 준비단계

채혈 전 근육운동은 혈청내 potassium을 증가시킬 수 있으므로 환자에게 안정을 취하게 한다. 채혈을 용이하게 하기 위한 과도한 압박대의 사용이나 채혈을 위한 팔 운동은 삼가야 한다.

② 채혈

채혈시 주사기를 이용할 경우에는 너무 가느다란 주사침(22G 이하)으로 인한 용혈이 일어나지 않도록 주의하며 채혈한다.

용혈을 피하기 위해서 채혈 후 주사침을 제거한 후 진공채혈관(SST)의 뚜껑을 열어 벽면을 따라 흐르게 하여 옮겨준다.

진공채혈관(SST)에 직접 채혈하실 경우에도 용혈이 되지 않도록 주의하여 채혈한다.

③ 분리 및 보관

혈액이 진공채혈관(SST) 벽면의 도포된 clot activator에 의해 충분히 응고될 수 있도록 가볍게 섞은 후 30분에서 1시간 동안 실온에 세워둔다.[혈청이 분리되기 전인 전혈상태에서 냉장 보관(4℃)하게 되면 1시간에 약 0.2 mmol/L 정도 혈청 K가 증가하므로 혈청 분리 전까지는 반드시 실온(25~37℃)에 보관한다.]

응고된 혈액상태에서 원심분리기를 이용하여(예: 3000 rpm에서 7분간) 혈청을 분리한다.(원심분리기가 준비되지 않았을 경우에는 30분에서 1시간 동안 실온에서 응고시킨 후 상단에 분리된 혈청을 신속하게 분리한다.) 분리 후에는 냉장 보관하여 검사한다.

2) 요검사(Urinanalysis)

(1) 검사실에서 사용하는 요검사 용기

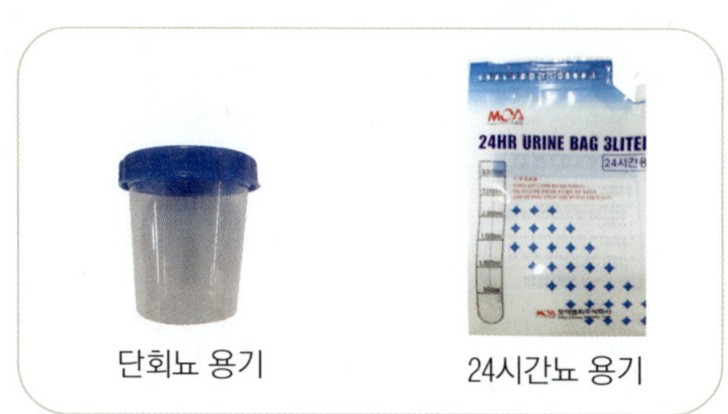

그림 1-3 요검사 용기

① Random Urine

아침 첫 요의 중간뇨를 받아야 한다.

요는 시간이 경과하면 화학변성을 일으키는 동시에 세균이 번식하기 쉬우므로 가능한 빨리 제출하고, 수거 전까지 냉장 보관한다.

② 24시간뇨(24hrs Urine)

지정된 시간(예: 오전 8:00)에 환자에게 소변을 보게 하여 버리고, 그 후부터 다음날 지정된 시간(오전 8:00)까지의 모든 소변과 마지막에 본 소변을 함께 용기에 받는다. Total volume을 반드시 기입하여 이 중 20~50 mL 정도의 요를 검사에 사용한다.

(2) 요의 보존제

표 1-1 요의 보존제와 특징

보존제	보존제 양	특징
톨루엔 (Toluene)	2 mL / 100 mL Urine	화학적인 성분 보존에 좋으며 표면에 도포되므로 공기의 출입은 막으나 미생물의 증식은 막지 못한다. 크게 영향을 미치지 않으므로 여러 가지 화학검사에 가장 많이 사용한다.
티몰 (Thymol)	작은 결정체(직경 5 mm) / 100 mL Urine	세균이나 효모발육을 억제시킨다. 과량 투입시 단백침전 검사에 위양성을 나타내며 담즙검사에도 영향을 미친다.

보존제	보존제 양	특징
포르말린 (Formalin)	한 방울 / 10 mL Urine	세포고정 및 보존에 효과적이다. 과량을 가하면 urea를 침전시켜 요침사 및 요화학검사를 방해한다.
6N 염산 (HCl)	2 mL / 100 mL Urine	보통 요는 pH 6.0~7.0 전후(약산성)이며, 방치해 두면 요 중에 암모니아가 증가하여 알칼리로 변성된다. 알칼리 물질은 catecholamine 등의 물질을 분해하므로 산성상태를 유지하기 위해 염산(6N HCl)을 넣을 필요가 있다.
50% 아세트산 (Acetic acid)	1.7 mL / 100 mL Urine	호르몬 검사에 사용된다.
붕산 (Boric acid)	5 mg / 30 mL Urine	요 검체 중 세균의 보존시 사용되며 과량을 가하면 배양시에 균이 잘 자라지 못한다. 또한 요산을 침전시키는 단점이 있다.

3) 객담검사(Sputum Test)

(1) 객담검사 용기

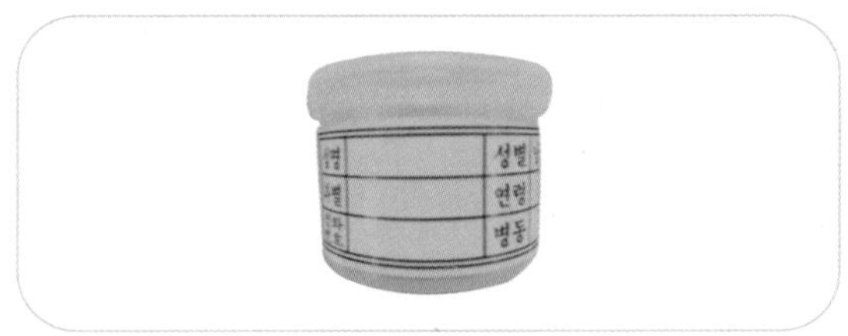

그림 1-4 객담 무균용기

① 일반세균검사

기침을 깊게 하여 배출된 객담을 의뢰하도록 한다.

구강내에는 세균이 많으므로 타액이 섞이지 않도록 주의한다. Sputum 검체는 이틀 연속해서 두 번 의뢰하는 것이 바람직하다.

② 결핵균검사

아침 첫 단일 객담이 좋으며, 채취 전 반드시 양치한 후 타액이 섞이지 않은 tracheobronchial secretion(기관지분비물)을 받는다.

4) 미생물검사(Microbiology Test)

(1) 미생물검사 시 의뢰방법

① 모든 검체 채취는 무균으로 처리하고 용기는 지정된 멸균용기를 사용하여야 한다.

② 의뢰서는 반드시 성별, 나이, 검체 종류, 채취부위, 채취시간, 임상소견, 항생제 투여여부 등을 자세히 기록한다. 검체는 항생제 투여 전에 채취해야 한다.

③ 피부소독은 70% 알코올로 안에서 밖으로 동심을 그리며 소독하고 2% iodine 용액으로 소독하여 검체를 채취한다.

④ Pus, wound, stool 등의 배양의뢰시 멸균된 면봉에 검체를 충분히 묻혀 수송배지에 수직으로 넣어 의뢰한다.

⑤ 대부분의 병원성 세균은 온도의 적은 변화에는 영향을 받지 않아 수송배지를 즉시 배양할 수 없을 때는 냉장 보관하여 운송한다.

(2) 혈액배양(Blood culture)

① 수일간 지속되는 고열, 패혈증, septic shock 등이 의심될 경우 30분 간격으로 각 다른 부위에서 3회 연속 실시하는 것이 좋다.

② 반드시 항생제 사용 전에 채혈하여야 하며, 일반적으로 발열 주기를 예측할 수 있는 경우는 발열 직전에 채혈하여야 균 배양이 잘 된다.

③ 혈액배지와 혈액의 비율은 약 9:1을 유지하여 채혈하도록 한다.(예를 들어, 45 mL의 배지는 혈액 5 mL을 주입하면 된다.)

④ 실온에 보관한다.

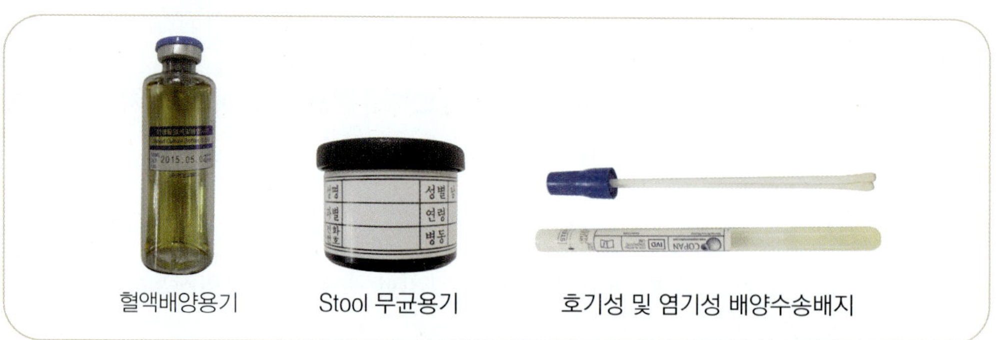

그림 1-5 미생물검사 용기

(3) 객담배양(Sputum culture)

① 아침 공복시에 물로 양치한 후 타액이 섞이지 않도록 주의하여 단회에 무균컵에 채취하여야 한다.
② Sputum은 이틀 연속으로 해서 두 번 의뢰하는 것이 바람직하다.

(4) 대변배양(Stool culture)

① Shigellosis의 의심시에는 rectal swab이, salmonellosis의 의심시에는 stool specimen이 더 좋다.
② Stool은 1~2 g 정도를 plastic stool box에 넣어서 보내고 rectal swab한 경우에는 멸균된 면봉에 변이 충분히 묻도록 하여 수송배지에 수직으로 넣어서 보낸다.

(5) 소변배양(Urine culture)

① Colony count(반 정량검사)를 실시하므로 검체의 채취가 잘못되면 검사의의가 없으므로 주의를 기울여 반드시 요 도구를 잘 닦은 후 중간뇨를 무균상태로 받아 냉장 보관하는 것을 원칙으로 한다. 채취 후 당 Lab으로 보낼 때까지 반드시 냉장고에 보관하여야 한다.
② 요도염 진단을 위해서는 urethral discharge를 검체로 하는 것이 좋다.
③ 결핵균이나 진균검사를 위한 소변검사는 아침 첫 요가 좋으며 3일간 연속 시행하는 것이 바람직하다.

(6) PUS, Wound, CSF 배양

① 멸균된 면봉으로 swab하여 수송배지에 수직으로 넣어서 검사실로 보낸다.
② 수막염균이 의심되어 CSF(뇌척수액 배양)을 의뢰하는 경우에는 Lab에 도착할 때까지 실온에 보관한다.

5) Virus Culture Test

(1) 바이러스 배양 전용용기

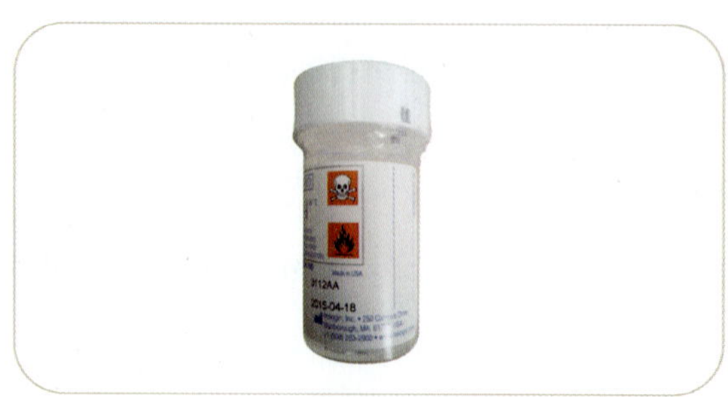

그림 1-6 바이러스 배양 전용용기

(2) 검체 종류별 유의사항

표 1-2 검체 종류별 유의사항

검체 종류	용기	검체량 및 유의사항
직장 swab	바이러스 배양 전용 용기	대변을 채취하지 못할 경우 swab를 직장내 2~4 cm 부위에서 rub and rotation 방법으로 채취
상부 호흡기		비인두 세척액>비인두 면봉>인두 면봉(바이러스 분리율)
하부 호흡기		Transtracheal aspirate 기관지 세척액
타액 및 body fluid		2~3 mL
Skin 및 mucous membrane lesion		수포(Vesicle)를 26 gase 주사침이나 tuberclulin syringe를 사용하여 채취하거나 면봉을 사용하여 채취
Cervical 및 urthral		면봉검체
Eye		면봉을 소독된 생리식염수에 적신 후 검체 채취
혈액(Blood)	Heparin	Heparin 또는 Sod. citrate가 들어있는 용기에 5~8 mL 채취
	Sod. citrate	
뇌척수액(CSF)	멸균용기	3~5 mL
소변(Urine)	멸균용기	10 mL(소아: 2~3 mL)
대변	대변용기	발병 후 4일 이내 검체 3~5 g(설변인 경우: 5 mL) 채취하고 기저귀 사용시 대변을 긁어서 담는다.

6) Pathologic Test

(1) 세포병리검사(Cytology)

① 조직고정: 세포는 생체로부터 탈락되는 순간부터 변성이 시작되므로 미리 고정액 병마개를 열어 준비한 후에 도말된 슬라이드를 즉시 95% Ethyl alcohol(또는 Cyto-spray)로 2시간 이상 고정시켜야 한다.

② 스프레이식 고정액을 사용할 때는 스프레이 압력에 세포가 파괴, 변성될 수 있으므로 슬라이드와의 간격을 15 cm 정도 유지하는 것이 바람직하다.

③ 검체 취급요령은 표 1-3과 같다.

표 1-3 검체 취급요령

검체 종류	검체 취급요령
질, 자궁경부, 자궁내막	• 검체는 한 번에 많이 채취한 후 즉시 슬라이드에 균일하게 도말하여 고정한다. • 액상 자궁경부세포검사시에는 자궁경부세포 보존액이 담긴 Thin-prep 전용용기를 사용한다. • 검체 채취 하루 전에 질내 치료나 피임약제 등의 사용을 금한다. • 검체 채취 전 외상이나 biopsy 등은 혈액의 적혈구가 도말되어 판독이 어려워지므로 하지 않는다.
소변, 뇌척수액(CSF)	• 1500 rpm에서 10분 원심하여 침전물을 슬라이드에 도말한 후 고정한다. • 오래 지체되거나 원심이 불가능한 경우 동량의 50% 에탄올을 섞은 후 그대로 보낸다.
객담	• 아침 첫객담을 두 장의 슬라이드 사이에 넣고, 전후좌우로 비벼 펼친 다음 즉시 고정한다. • 객담으로 의뢰하는 경우 냉장 보관하여 12~24시간 이내에 보낸다.
세침흡입: 유방, 갑상선, 림프절 등	• 여러 장의 슬라이드에 가급적 혈액을 제거한 후 도말하여 고정한다. • 검체량이 적은 경우 주사바늘과 주사통을 생리식염수로 세정하고 원심하여 침전물을 도말하여 고정한다.
pH가 낮은 검체: 위액, 담즙 등	• 검체는 얼음을 채운 박스에 보관하고, 가능하면 수분 이내에 원심으로 도말 슬라이드를 만들고 고정한다. • 고정이 불가능한 경우 70% ethyl alcohol를 검체의 1/2~1/4 정도의 양이 되도록 넣은 후 얼음 박스에 넣어 보낸다.

(2) 조직병리검사(Biopsy)

① 조직고정

① 스프레이식 고정액을 사용할 때는 스프레이 압력에 세포가 파괴, 변성될 수 있으므로 슬라이드와의 간격을 15 cm 정도 유지하는 것이 바람직하다.

② 사용목적 : 조직의 부패, 건조 방지 조직의 형태학적, 분자적 특징 보존

② 사용방법

① 조직을 채취 후 즉시 고정액에 고정한다.

② 고정액의 양은 조직크기의 10~20배가 되도록 한다.

③ 고정시간은 실온에서 12~14시간이다.

④ 부위가 다른 곳에서 적출한 조직은 각각 다른 용기에 넣어 고정한다.

표 1-4 조직 종류의 다른 고정방법

검체 종류	검체 취급요령
자궁 등 큰 장기	용기에 조작의 절단면을 아래로 하여 넣고 고정액을 충분히 넣어 잠기도록 한다.
소화관 등 점막 장기	점막부위를 밖으로 뒤집어 얇은 거즈를 싸서 고정한다.
폐	기관지 말단으로부터 고정액을 주입하여, 가능한 폐포를 부풀려 공기를 빼고, 조직사이까지 골고루 고정액이 들어가도록 한다.
펀치 생검	천자한 조직의 수분을 제거하고, 거즈나 여과지에 10여 초 올려놓은 후 포르말린에 고정한다. 조직이 건조되지 않도록 주의한다.

7) 선천성대사이상선별검사

(1) 선천성대사이상검사 채혈요령

① 건강한 신생아의 경우 가장 이상적인 채혈시기는 생후 48시간 이후 7일 이내, 모유나 우유를 충분히 섭취하고 2시간이 지난 시간이다.

② 너무 이른 채혈은 환아의 혈중에 증가되어야 할 아미노산 등이 아직 정상범위에 있게 되며 혈중 TSH가 출생 직후에 정상아에서 높은 치를 나타내기 때문에 위양성 결과가 나오게 되므로 바람직하지 못하다.

③ 신생아의 발뒤꿈치의 외측부를 란셋으로 찔러 큰 방울의 혈액이 형성시키며 오염을 막기 위해 반드시 두 번째 혈액 방울로 채혈해야 한다. 혈액여지의 뒤쪽 면을 발

뒤꿈치의 혈액방울에 접촉한 후 앞면까지 혈액이 충분히 스며들었는지 확인한다.

④ 채혈지 4개의 원에 가득 차게 혈액을 스며들게 한다. 채혈이 끝난 혈액여지는 표면에 오염물질이 없는 평평한 곳에서 3~4시간 정도를 충분히 건조시킨 후 의뢰한다(다른 불순물이 혈액여지에 접촉하지 않도록 주의한다).

8) 염색체검사

(1) 검체 용기

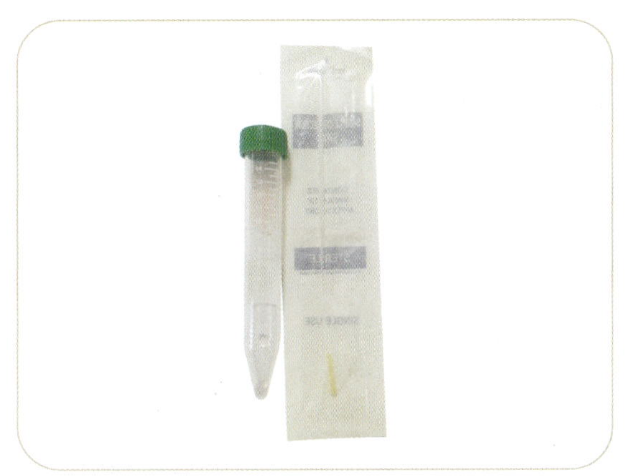

그림 1-7 염색체검사 검체 용기

(2) 검체 채취시 주의사항

① 검체는 무균상태로 채취해야 한다.

② 검체 채취 후 24시간 이내 실온상태로 도착하는 것이 좋다.

(3) 염색체검사 채취 주의사항

검체	검체량	보존조건	용기	주의사항
혈액 (소아)	7.0~10.0 mL (2 mL)	실온 (지연시 냉장) 냉동 불가	Heparin	무균상태로 채취한 후 혈액응고를 방지하여 24시간 이내에 도착하는 것이 좋다.
양수	20.0~25.0 mL		Conical tube	태령 15주 이상부터 검사하는 것이 좋으며 혈액 및 기타오염에 주의한다. 24시간 이내 도착하는 것이 좋다.
융모막	20.0 mg		Conical tube에 saline을 첨가하여 조직이 잠기게 운송	villi 모양을 갖춘 것으로 10개 이상 보낸다. 오염에 주의하고 채취 후 18시간 이내에 도착하는 것이 좋다.

검체	검체량	보존조건	용기	주의사항
수태산물	-	실온 (지연시 냉장) 냉동 불가	Conical tube에 saline을 첨가하여 조직이 잠기게 운송	응고된 혈액을 제거한 후 무균상태로 채취한다.
태아조직	-			생검 위치를 70% 알코올로 소독한 후 오염에 주의하여 태아의 가슴, 대퇴, 팔 부위 등 3군데 이상으로 해서 조직을 직경 4~6 mm 정도 채취한다. iodine이나 mercurochrome은 사용하지 않는다.

6. 검사업무의 과정

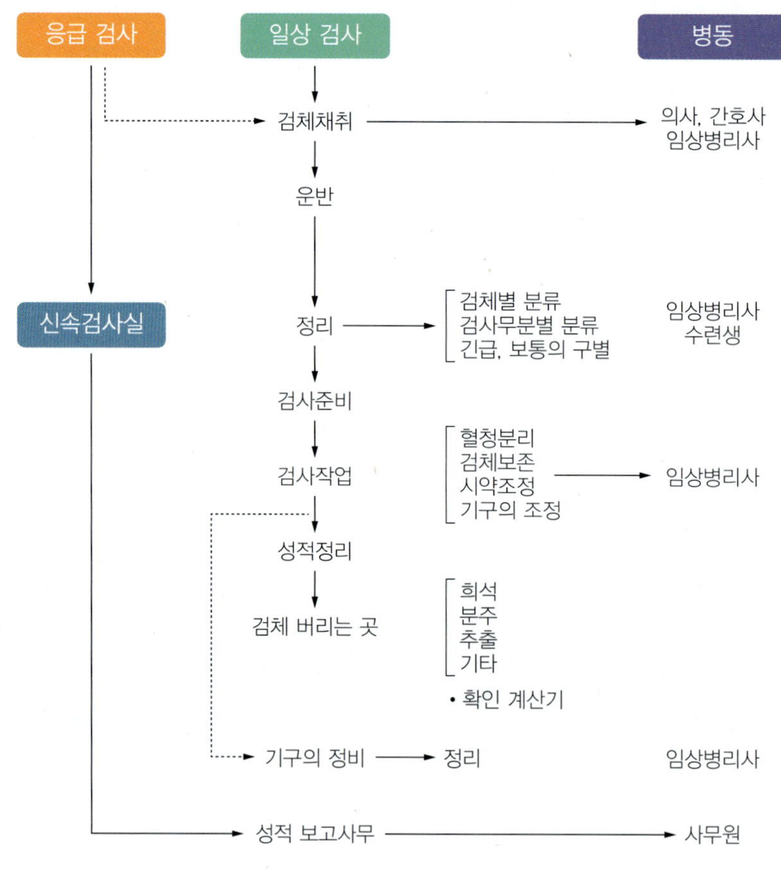

그림 1-8 검사업무 과정

7. 검사별 정상 접근 범위

1) 일반혈액검사

검사명	참고치	단위	검체	참고사항
WBC (Leukocyte)	4.0~10.0	$\times 10^3/\mu L$	blood 5mL(EDTA)	
RBC (Erythrocyte)	M 4.2~6.3 F 4.0~5.4	$\times 10^6 \mu L$	blood 5mL(EDTA)	
Hemoglobin (Hb)	M 13.0~17.0 F 12.0~16.0	g/dL	blood 5mL(EDTA)	
Hematocrit (Hct)	M 39~52 F 36~48	%	blood 5mL(EDTA)	
MCV	M 81~96 F 79~95	fL	blood 1mL(EDTA)	
MCH	M 27~33 F 26~32	pg	blood 1mL(EDTA)	
MCHC	32~36	g/dL	blood 1mL(EDTA)	
PCT	0.15~0.32	%	blood 1mL(EDTA)	
MPV	7.4~10.4	fL	blood 1mL(EDTA)	
RDW	11.5~14.5	%	blood 5mL(EDTA)	
PDW	<65	%	blood 5mL(EDTA)	
Blood cellmorphology(PBS)	Normal		blood 5mL(EDTA)	PBS 2장
ESR	M ≤9 F ≤20	mm/h	blood 5mL(EDTA)	채혈 후 2시간 내 검사
Platelet	130~400	$\times 10^3/\mu L$	blood 5mL(EDTA)	
Eosinophil count	50~500	$/\mu L$	blood 5mL(EDTA)	
Eosinophil count(혈액외 검체)			PBS, 기타검체	
Reticulocyte count	M 0.5~1.5 F 0.5~2.0	%	blood 5mL(EDTA)	
WBC differential count	[부록] 참조	%		
Band neutrophil	0.0~6.0	%		
Segmented	42.2~75.2	%		
Neutrophil				
Lymphocyte	20.5~51.1	%		
Monocyte	1.7~9.3	%		
Eosinophil	1.0~10.0	%		
Basophil	0.0~1.0	%		

2) 혈액응고검사

검사명	참고치	단위	검체	참고사항
Bleeding time (BT)	< 4	min		환자 보냄
Prothrombin time (PT)	< 1.2 80~100 11.7~13.1	INR % sec	blood 3mL (citrate)	
Activated PTT (aPTT)	23~37	sec	blood 3mL (citrate)	
Thrombo test	70~100	%	blood 3mL (citrate)	
Fibrinogen	160~380	mg/dL	blood 3mL (citrate)	
Mixing test			blood 3mL (citrate)	
Factor assay (Ⅷ)	60~150	%	blood 3mL (citrate)	
Factor assay (Ⅸ)	60~150	%	blood 3mL (citrate)	
Thrombin time	9.7~16.0	sec	blood 3mL (citrate)	
FDP	Negative < 5*	μg/mL	blood 3mL (citrate)	
Anti-thrombin Ⅲ (AT-Ⅲ)	22~39	mg/dL	blood 3mL (citrate)	동결
Lupus anticoagulant, confirmmatory	Negative < 5 (08~1.2)**		blood 3mL (citrate)	동결
Heparin neutralization test			blood 3mL (citrate)	환자 보냄
Platelet factor 3		%	blood 3mL (citrate)	환자+정상인
Platelet adhesiveness test	24~52	%	blood 3mL (citrate)	환자 보냄
PIVKA Ⅱ, quan.	Negative < 40	mAU/mL	blood 3mL (citrate)	
D-dimer, qual.	(-) < 0.25	μg/mL	blood 3mL (citrate)	정량
Anti-phospholipid Ab: Screening			blood 3mL (citrate)	IgA IgG IgM
Protein-S Activity	M: 77~130 F: 55~123	%	blood 3mL (citrate)	절대동결
Protein-S Ag(total)	M: 1.35~2.4 F: 0.94~2.13	mg/dL	blood 3mL (citrate)	절대동결

※ 혈액응고 검체 채취시 주의사항 : 혈장 검체를 사용하는 모든 혈액응고검사는 환자의 헤마토크리트에 따라 튜브에 넣는 혈액의 양이 다름.
환자의 헤마토크리트가 정상보다 높은 경우에는 검사의뢰시 Remark란에 환자의 헤마토크리트 및 채혈한 혈액량 기록 요망.

3) 일반화학검사

검사명	참고치	단위	검체	검사방법	참고사항
Calcium (CA)	8.8～10.5	mg/dL	serum 1mL	OCPC	
Phosphorus (P)	2.5～4.5	mg/dL	serum 1mL	Molybdate	reduction
Glucose (GLU)	70～110	mg/dL	serum 1mL	Oxidase	
Blood urea nitrogen (BUN)	10～26	mg/dL	serum 1mL	Urease/GLDH	
Creatinine	0.7～1.4	mg/dL	serum 1mL	Jaffe, Picrate/ Kinetic	
Uric acid (UA)	3.0～7.0	mg/dL	serum 1mL	Urease/POD	
Cholesterol (CHO)	70～240	mg/dL	serum 1mL	COD/POD	
Protein, total (TP)	6.0～8.0	g/dL	serum 1mL	Biuret	
Albumin (ALB)	3.3～5.2	g/dL	serum 1mL, 체액	BCG	
Bilirubin, total (TB)	0.2～1.2	mg/mL	serum 1mL	Bilirubin oxidase	광선 노출시 감소
Alkaline Phosphatase (ALP)	C: 60～300 P: 30～165 A: 30～115	IU/L	serum 1mL	AMP-PNPP	
AST (GOT)	<40	IU/L	serum 1mL	NADH, UV(IFCC)	용혈시 증가
ALT (GPT)	<40	IU/L	serum 1mL	NADH, UV(IFCC)	용혈시 증가
r-GT (GGT)	M: 11～63 F: 8～35	IU/L	serum 1mL	Carboxylated GGPNA(IFCC)	
Cholinesterase(pseudo) (CH-E)	3400～14200	U/L	serum 1mL	Kinetic	
Bilirubin, direct (DB)	0～0.5	mg/dL	serum 1mL	Bilirubin oxidase	광선 노출시 감소
Acid Phosphatase (AP)	0～6.5	U/L	serum 1mL	비색법	채혈즉시 접수
Amylase (AMY)	60～180	IU/L	serum 1mL	DT60	
Lipase	13～60	U/L	serum 1mL	비색법	동결
Creatine Kinase (CK)	20～270	IU/L	serum 1mL	DT60	
Lactate dehydrogenase (LDH-L)	100～225	IU/L	serum 1mL	Waker(L→P)	용혈시 증가
Thymol turbidity test (TTT)	0～2.5	MU	serum 1mL	비탁법	동결
Adenosine deaminase (ADA)	*	IU/L	serum 1mL, CSF, 체액	효소법	
Sodium (Na)	135～145	mmol/L	serum 1mL	indirect ISE	
Potassium (K)	3.5～5.5	mmol/L	serum 1mL	indirect ISE	
Chloride (Cl)	98～110	mmol/L	serum 1mL	indirect ISE	

검사명	참고치	단위	검체	검사방법	참고사항
CO_2, total	24~31	mmol/L	serum 1mL	indirect ISE	
Iron (Fe)	B: 200 M: 50~170 F: 50~130	μg/dL	serum 1mL	Ferrozine	
TIBC	280~400	μg/dL	serum 1mL	Iron+UIBC	
Triglyceride (TG)	<200	mg/dL	serum 1mL	GPO-PAP	
HDL-cholesterol	M: 35~55 F: 45~65	mg/dL	erum 1mL	PEG-CHER	직접법
LDL-cholesterol	<130	mg/dL	serum 1mL	Enzymatic	

※일반화학검사의 대부분은 혈청을 검체로 하며, 반드시 SST tube(검체용기 일람표 참조)에 채혈하여야 함.

4) Cardiac marker

검사명	참고치	단위	검체	검사방법
CK-MB	1~16<97.5	IU/L%	serum 1mL	CX7, LX20
Troponin-T, qual.	Negative	(-, ±, +)	blood(EDTA) 1mL	Kit
Troponin-T, quan.	<0.1*	ng/mL	serum 1mL	Sandwich
Troponin-I, qual.	Negative	(-, ±, +)	serum 1mL	Kit
Troponin-I, quan.			serum 1mL	
BNP(SOB)			serum 1mL	
proBNP (ProBrain Natriuretic Peptide)	**	pg/mL	serum 1mL	Sandwich
Myoglobin	M: 28~72 F: 25~58 2.5~97.5	ng/mL ng/mL %	serum 1mL	Sandwich
Homocysteine			serum 1mL	S(CLIA) u(HPLC)
Digoxin	0.9~2.0	ng/mL	serum 1mL	Competition
Digitoxin	10~30	ng/mL	serum 1mL	Competition

5) 혈액가스, 전해질(동맥혈), CO-oximetry

검사명	참고치	단위	검체	참고사항
Blood gas analysis			arterial blood (heparin)	1) 즉시 공기 차단 2) 얼음에 채워 운반 3) 응고되지 않게
PH	7.350~7.450			
PCO_2	35.0~45.0	mmHg		
PO_2	75.0~100.0	mmHg		
Bicarbonate(HCO_3)	21.0~27.0	mEq/L		
Base excess(BE)	-2.0~2.0	mEq/L		
O_2 content(O_2CT)	15.0~23.0	mL/dL		
O_2 saturation(O_2sat)	92.0~98.5	%		
Sodium(Na), arterial	135.0~148.0	mmol/L		
Potassium(K), arterial	3.50~5.30	mmol/L		
Chloride(Cl), arterial	98~106	mmol/L		
T.CO_2, arterial	22.0~29.0	mmol/L		
Calcium ionized, (Ca^{++}), arterial	1.13~1.32	mmol/L		
CO-oximetry				1) 즉시 공기 차단 2) 얼음에 채워 운반 3) 응고되지 않게 4) 채혈시 미리 전화 요망(기기점검)
Total Hemoglobin(tHb)	12.0~18.0	g/dL		
Oxyhemoglobin(O_2Hb)	94~97	%		
Carboxyhemoglobin(CO Hb)	비흡연 < 1.5 흡연 < 5.0	%		
Methemoglobin(Met Hb)	0.0~0.5	%		
Oxygen capacity(O_2cap)	17.6~23.6	mL/dL		

6) 요검사

검사명	참고치	단위	검체	참고사항	검사방법
Urinanalysis(Stick)			urine 10mL	아침 첫 요가 좋음, 채뇨 후 1시간 내 검사	
Color & turbidity	담황(淡黃), 청(淸)		urine 10mL		육안 관찰
Specific gravity		1.005~1.030	urine 10mL		Clinitek ATLAS
pH		5.0~8.5	urine 10mL		Clinitek ATLAS
Albumin	(-)~(±)	-~++++	urine 10mL		Clinitek ATLAS
Glucose	(-)	-~++++	urine 10mL	Vit. C 복용금지	Clinitek ATLAS
Ketone	(-)	-~++++	urine 10mL	Vit. C 복용금지	Clinitek ATLAS
Bilirubin	(-)	-~+++	urine 10mL	광선노출시 감소	Clinitek ATLAS
Blood	(-)	-~+++	urine 10mL	Vit. C 복용금지	Clinitek ATLAS
Urobillinogen	(±)	-~+++	urine 10mL	광선차단, 실온 피함	Clinitek ATLAS
Nitrite	(-)	neg,posi	urine 10mL	아침 첫 요가 좋음	Clinitek ATLAS
WBC stick	(-)	-~+++	urine 10mL	아침 첫 요가 좋음	Clinitek ATLAS
Urine Microscopy			urine 10mL	아침 첫 요가 좋음 채뇨 후 1시간 내 검사	Phase microscopy, 필요시 modified Stemheimer염색
RBC	0~4/HPF(Gr2)				
WBC	0~4/HPF(Gr2)				
Squamous cell	0~9/HPF(Gr3)				
Transitional cell	0~4/HPF(Gr2)				
Renal tubular cell	0~1/HPF(Gr1)				
Cast					
Crystal					
Urine Sediment (Flow cytometry)				→L6130	
Bence-jones protein	Negative		urine 10mL	냉동	EP
Hemosiderin	Negative		urine 20mL	냉장	Rous염색법, 경검
Dysmorphic RBC	<80	%	urine 10mL	비중≤1.010, RBC≤grade2면 검사불가	Phase microscopy
Urinanalysis (Stick+Microscopy)			urine 10mL		
Urinanalysis (Stick & Sediment)					

7) Routine urinalysis / Microscopy 결과해석

(1) Routine urinalysis 결과해석

검사명	단위	±	+	++	+++
Albumin	mg/dL	15	30	100	300
Glucose	mg/dL	100	250	500	1000
Bilirubin	mg/dL		0.6	1.6	3.2
Urobilinogen (Ehrlich unit)	U/dL	0.1～1.0	2	4	8
Ketone : acetoacetic acid	mg/dL	5	15	40	80
Blood (Sangur test)	RBC/μL		5～10	약 50	약 250
WBC (Cytur test)	WBC/μL		>10	>25	
Nitrite	양성일 경우 세균뇨를 의미				

(2) Microscopy 결과해석

Cells		Casta		Crystals & Others	
Grade	/HPF	Grade	/LPF	Grade	/HPF
1	<1	1	<1	1	a few (1+)
2	1～4	2	1～2	2	moderate(2+)
3	5～9	3	3～5	3	many(3+)
4	10～19	4	6～10	4	positive
5	20～29	5	11～20		
6	30～49	6	>20		
7	50～99				
8	≥100				

8) 당부하검사

검사명	참고치	단위	검체	참고사항	검사방법
Glucose, fasting	70~110	mg/dL	공복 serum 1mL	채혈 및 채뇨시간 정확히 식후란 식사시작시간부터를 의미함.	Oxidase
Glucose, PP 30 min		mg/dL	식후 30분 serum 1mL		Oxidase
Glucose, PP 60 min		mg/dL	식후 1시간 serum 1mL		Oxidase
Glucose, PP 120 min		mg/dL	식후 2시간 serum 1mL		Oxidase
Glucose, PP 180 min		mg/dL	식후 3시간 serum 1mL		Oxidase
Hemoglobin Alc		%	blood 2mL (EDTA)*		면역비탁법
Glucose, fasting, urine	2.3~7.1	(-)~(+++)	공복 urine 5mL		Urine stick
Glucose, PP 30 min, urine	Negative(-)	(-)~(+++)	식후 30분 urine 5mL		Urine stick
Glucose, PP 60 min, urine		(-)~(+++)	식후 1시간 urine 5mL		Urine stick
Glucose, PP 120 min, urine		(-)~(+++)	식후 2시간 urine 5mL		Urine stick
Glucose, PP 180 min, urine		(-)~(+++)	식후 3시간 urine 5mL		Urine stick

9) 종양표지자 검사

검사명	참고치	단위	검체	검사방법	참고사항
AFP(α-fetoprotein)	≤8.1	ng/mL	serum 1mL	CLIA	간암
CA125	≤35	U/mL	serum 1mL	CLIA	난소암
CA602	≤63	U/mL	serum 1mL	CLIA	난소암
CA15-3	≤32.4	U/mL	serum 1mL	ECLIA	유방암
CA72-4	<6.9	U/mL	serum 1mL	CLIA	난소암
CA19-9	≤37	U/mL	serum 1mL	CLIA	췌장암
CA27-29	<38	U/mL	serum 1mL	CLIA	유방암
CEA	<2.5	ng/mL	serum 1mL	CLIA	흡연자 < 5.0
Cyfra 21-1	<3.3	ng/mL	serum 1mL	ECLIA	폐의 편평상피암
DUPAN II	≤150	U/mL	serum 1mL	EIA	췌장암, 간, 담도암
IAP(Immunosuppressive acid protein)	36~126	mg/dL	serum 1mL	nephlometry	각종 악성종양표지자
NSE(neuron specific enolase)	<16.3	ng/mL	serum 1mL	ECLIA	폐소세포암
NMP22(Nuclear matrix protein 22)	<10	U/mL	serum 1mL	EIA	방광암
PSA(Prostate specific antigen)	<4.00	ng/mL	serum 1mL	ECLIA	전립선암
PIVKA-II(Protein induced by vitamin K absence)	<40	mAU/mL	serum 1mL	EIA	간세포암
Span-1	≤30	U/mL	serum 1mL	IRMA	췌장암

10) 혈청검사

검사명	참고치	단위	검체	검사방법
ASO, quan.	Negative <200	IU/mL	serum 1mL	Latex응집
CRP, qual.	Negative		serum 1mL	모세관침전
Rheumatoid factor, qual.	Negative		serum 1mL	Latex slide
Rheumatoid factor, titration	Negative <15	IU/mL	serum 1mL	Latex slide
VDRL, qual.	Non-Reactive		serum 1mL	Slide
VDRL, qual.(CSF)	Non-Reactive		CSF 1mL	Slide
VDRL, quan.	Non-Reactive		serum 1mL	Slide
VDRL, quan.(CSF)	Non-Reactive		CSF 1mL	Slide
TPHA, qual.	Non-Reactive		serum 1mL	indirect HA
TPHA(CSF)	Non-Reactive		CSF 1mL	indirect HA
FTA-ABS IgG	Non-Reactive		serum 1mL	indirect HA
FTA-ABS IgG(CSF)	Non-Reactive		CSF 1mL	indirect HA
Widal test	O <1:80 H <1:160		serum 1mL	Microplate
HBsAg	Negative		serum 1mL	MEIA
Anti-HBs			serum 1mL	MEIA
Pregnancy screening(hCG)			serum 5mL	EIA
Anti-HIV	Negative		serum 1mL	EIA
Anti-HCV	Negative		serum 1mL	EIA
Heterophil Ab, screening	<1:56		serum 1mL	Latex
Heterophil Ab, confirmatory	<1:56		serum 1mL	Latex
Cold agglutinin*	<1:16		serum 1mL	HA
Cryoglobulin*	Negative		serum 1mL	Gel & tubidity
Sia test for macroglobulin			serum 1mL	
Pyroglobulin	Negative		serum 1mL	가열법
ANA(Anti nuclear Ab),	Negative	1:40	serum 1mL	Indirect IFA
high qual.				
Mycoplasma Ab	Negative		serum 1mL, CSF	IHA
Amoeba Ab	Negative <1:32		serum 1mL	Indirect HA
Toxoplasma Ab	<1:32		serum 1mL	
Toxoplasma IgM	Negative <0.55	IU/mL	serum 1mL	MEIA

검사명	참고치	단위	검체	검사방법
Toxoplasma IgG	Negative <4	IU/mL	serum 1mL	MEIA
Anti-platelet Ab**	Negative		serum 1mL	IFA
Platelet associated Ab	Negative		blood 10mL(EDTA)	IFA
Antiphospholipid Ab	Negative		serum 1mL	
Helicobacter pylori IgG	Negative <6 Equivocal 6~10 Positive >10	U/mL	serum 1mL	ICA
ANA(Anti nuclear Ab), titer	Negative		serum 1mL	Indirect IFA
CMV IgM Ab	Negative <0.50 Positive >0.50	index	serum 1mL	EIA
Rubella IgM Ab	Negative		serum 1mL	MEIA
Rubella IgG Ab	Negative		serum 1mL	MEIA
Herpes IgM	Negative		serum 1mL	EIA
EBV VCA IgM Ab	Negative <0.9 ISR Equivocal 0.91~1.09 Positive >1.10		serum 1mL, CSF 1mL	EIA

11) 검사결과지

(1) 일반혈액검사

일 반 혈 액 검 사 (Hematology)					
등록번호			발행의사 L-20		
성 명					
			Lab No.		
생년월일					
발행처			발행일자		진료구분
					L
임상소견 및 병명기호(1-999)					
13.□ Routine CBC(01-07.09.12)					
/ /			Test No.		
SA	OP CODE	NORMAL VALUES	CODE	Diff. Count	
	WBC ×103	M 4.0-1.0 F 4.0-1.0	01	Myelo	
	RBC ×106	M 4.2-6.3 F 4.0-5.4	02	Meta N	
	Hb g dL	M 13-17 F 12-16	03	Stab N	
	Hct %	M 39-52 F 36-48	04	Seg N	
	MCV fL	M 81-96 F 79-95		Lymph	
	MCH pg	M 27-33 F 26-32		Mono	
	MCHC g/dL	M 32-36 F 32-36		Eosino	
	RDW %	M 11.5-14.5 F 11.5-14.5		Baso	
	PLT ×103	M 130-400 F 130-400	09		
	Pct %	M 0.235 F 0.085			

	MPV fL	M 7.4-10.4 F 7.4-10.4			
	PDW %	M 15.5-17.5 F 15.5-17.5			
	LYMPH %	M 20.5-51.1 F 20.5-51.1		NOMO /100WBC	
	MONO %	M 1.7-9.3 F 1.7-9.3			
	GRAN %	M 42.2-75.2 F 42.2-75.2			
	LYMPH ×103	M 1.2-3.4 F 1.2-3.4			
	MONO ×103	M 0.11-0.59 F 0.11-0.59			
	GRAN ×103	M 1.4-6.5 F 1.4-6.5			
ESR(Westergren)			08	mm/hr	
Eosinophils			10	$/mm^3$	
Retio			11	%	
Diff. count			12	%	
참고사항				보고자	

(2) 혈액응고검사

<table>
<tr><th colspan="5">혈 액 응 고 검 사(Hemostasis)</th></tr>
<tr><td colspan="2" rowspan="4">LM-02</td><td>등록번호</td><td></td><td>성별/나이</td><td></td></tr>
<tr><td>환자성명</td><td></td><td>의뢰처/의사</td><td></td></tr>
<tr><td>접수일자</td><td></td><td>임상소견</td><td></td></tr>
<tr><td>접수번호</td><td></td><td>상병코드</td><td></td></tr>
<tr><td>코드</td><td>검사명</td><td>결 과</td><td>참 고 치</td><td>단 위</td></tr>
<tr><td>01</td><td colspan="4">Routine Coagulation(02-04)</td></tr>
<tr><td>02</td><td>Bleeding Time(BT)</td><td></td><td>1-4</td><td>min</td></tr>
<tr><td>03</td><td>Prothrombin Time(PT)</td><td></td><td>8.7-12.0</td><td>sec.</td></tr>
<tr><td>04</td><td>aPTT</td><td></td><td>21.0-32.4</td><td>sec.</td></tr>
<tr><td>05</td><td>Fibrinogen</td><td></td><td>200-400</td><td>mg/dL</td></tr>
<tr><td>06</td><td>Thrombin Time</td><td></td><td></td><td></td></tr>
<tr><td>07</td><td>Thrombo Test</td><td></td><td></td><td></td></tr>
<tr><td>08</td><td>Factor Correction Tset</td><td></td><td></td><td></td></tr>
<tr><td>09</td><td colspan="4">Factor Assay ; Ⅱ, Ⅴ, Ⅶ, Extrinxic Pathway(10-13)</td></tr>
<tr><td>10</td><td>Factor Assay(Ⅱ)</td><td></td><td></td><td>%</td></tr>
<tr><td>11</td><td>Factor Assay(Ⅴ)</td><td></td><td></td><td>%</td></tr>
<tr><td>12</td><td>Factor Assay(Ⅶ)</td><td></td><td></td><td>%</td></tr>
<tr><td>13</td><td>Factor Assay(Ⅹ)</td><td></td><td></td><td>%</td></tr>
<tr><td>14</td><td colspan="4">Factor Assay ; Ⅷ, Ⅸ, Ⅺ, Ⅻ Intrinxic Pathway(15-18)</td></tr>
<tr><td>15</td><td>Factor Assay(Ⅷ)</td><td></td><td></td><td>%</td></tr>
<tr><td>16</td><td>Factor Assay(Ⅸ)</td><td></td><td></td><td>%</td></tr>
<tr><td>17</td><td>Factor Assay(Ⅺ)</td><td></td><td></td><td>%</td></tr>
<tr><td>18</td><td>Factor Assay(Ⅻ)</td><td></td><td></td><td>%</td></tr>
<tr><td>19</td><td>Factor Ab(Ⅷ)</td><td></td><td></td><td></td></tr>
<tr><td>20</td><td>FDP(Latex)</td><td></td><td>2-8</td><td>μg/mL</td></tr>
<tr><td>21</td><td colspan="4">Platelet Aggregation Test(22-25)</td></tr>
<tr><td>22</td><td>Adenosine Diphosphate(ADP)</td><td></td><td></td><td></td></tr>
<tr><td>23</td><td>Epinephrine</td><td></td><td></td><td></td></tr>
<tr><td>24</td><td>Collagen</td><td></td><td></td><td></td></tr>
<tr><td>25</td><td>Ristocetin</td><td></td><td></td><td></td></tr>
<tr><td>26</td><td>Platelet Associated Ab</td><td></td><td>5mL</td><td>Negative</td></tr>
</table>

27	Platelet Ab		5mL	Negative
28	D-dimer			68-494
참고사항			보고일 보고자	

(3) 일반화학검사 I, II

일 반 화 학 검 사(Chemistry Ⅰ)				
LM-17	등록번호		성별/나이	
	환자성명		의뢰처/의사	
	접수일자		임상소견	
	접수번호		상병코드	
코드	검사명	결 과	참 고 치	단 위
01	Admission battery(05-18)			
02	Liver battery(11-19)			
03	Lipid battery(11, 24-26)			
04	Kidney battery(08-13)			
05	Calcium		8.0-10.0	mg/dL
06	Phosphorus		2.5-4.5	mg/dL
07	Glucose		76-110	mg/dL
08	Creatinine		0.6-1.2	mg/dL
09	Blood Urea Nitrogen(BUN)		8-26	mg/dL
10	Uric acid		2.4-7.0	mg/dL
11	Cholesterol		130-250	mg/dL
12	Total Protein		6.6-8.4	g/dL
13	Allbumin		3.8-5.2	g/dL
14	Aspartate Aminotransferase(AST)		10-35	U/L
15	Alanine Aminotransferase(ALT)		0-35	U/L
16	Alkaline Phosphatase(ALP)		70-290	U/L
17	Total Bilirubin		0.2-1.2	mg/dL
18	Direct Bilirubin		0.0-0.5	mg/dL
19	r-Glutamy Transferase(r-GT)		8-53	U/L

20	Amylase		30-100	U/L
21	Lipase		23-300	U/L
22	Creatine Kinase(CK)		남: 55-170 여: 30-135	U/L
23	Lactate Dehydrogenase(LD)		120-520	U/L
24	Triglyceride		30-200	mg/dL
25	HDL-Cholesterol		31-74	mg/dL
26	LDL-Cholesterol		65-140	mg/dL
27	Electrolyte Battery(28-31)			
28	sodium(Na)		135-145	mmol/L
29	Potassium(K)		3.5-5.5	mmol/L
30	Chloride(Cl)		98-110	mmol/L
31	CO_2 Total		22-31	mmol/L
참고사항			보고일 보고자	

일 반 화 학 검 사(Chemistry II)

LM-18	등록번호		성별/나이	
	환자성명		의뢰처/의사	
	접수일자		임상소견	
	접수번호		상병코드	

코드	검사명	결 과	참 고 치	단 위
01	Iron		82-140	µg/dL
02	Total Iron Binding Capacity(TIBC)		230-408	µg/dL
03	Acid Phosphatase(ACP)			
04	Lactic Acid			
05	bromosulphophtalein(BSP):45min			
06	PhenolSulphonPhthalein(PSP):15min			
07	Free Fatty Acid			ueq/L
08	Urine Protein		0.03-0.12	g/day
09	Creatinine Clearance(CCr)		80-125	mL/min
10	isocitric dehydrogenase(ICDH)			
11	Leucine Aminopeptidase(LAP)			
12	Phosphohexose isomerase(PHI)			
13	Aldorase			

14	Cholinesterase(ChE)			
15	Mg		1.9-2.5	mg/dL
16	Bile Acid			
17	Total Lipid			
18	Phospholipid			
19	Sialic Acid			
20	Citric Acid			mg/24Hr
21	Oxalic Acid			mg/24Hr
22	Microalbumin		0-20.9	μg/mL
23	Random Urine Protein		30-120	mg/dL
24	Urine Creatinine			mg/dL
25	Adenosine Deaminase(ADA)		6.8-18.2	U/L
26	ICG R-15			
27	ICG R-max			
28	Homocysteine		5-20	μmol/L
29	Folate		1-20	ng/mL
30	Vitamin B_{12}		211-911	pg/mL
31	Tacrolimus		5-20	ng/mL
참고사항			보고일 보고자	

(4) 미생물검사

미 생 물 검 사(Microbiology)					
LM-21		등록번호		성별/나이	
		환자성명		의뢰처/의사	
		접수일자		임상소견	
		접수번호		상병코드	
코드	검사명	결 과			
01	Gram Stain				
02	Wet Smear				
03	Culture & ID & Sensitivity				
04	Culture for Anaerobic				
05	Special Stains				
06	KOH Mount				
07	India Ink				
08	Fungus Culture & ID				
09	AFB Direct				
10	AFB Concentration				
11	AFB Culture				
12	AFB Sensitivity				
13	Bacterial Meningitis Antigen				

검 체 코 드			
	01 Blood	02 Sputum	03 Open Pus
	04 Closed Pus	05 Urine	06 Spinal fluid
	07 Pleural fluid	08 Joint fluid	09 Ascitic fluid
	10 Stool	11 Eye discharage	12 Ear discharage
	13 Blood	14 Blood(central)	15 Blood(peripheral)
	16 Transtracheal aspirate	18 Bronchial aspirate	19 Bile
	20 Gastric juice	21 Urethral discharage	22 Vaginal secretion
	23 Throat swab	24 Bone marrow	25 E-Tube tip
	26 Peritozol	27 Oral cavity	28 PCNA
	29 Nasal discharge	30 Tissue	31 Rectal swab
	others		

참고사항	보고일 보고자	

(5) 기생충검사

<table>
<tr><th colspan="6">기 생 충 검 사(Parasitology)</th></tr>
<tr><td colspan="2" rowspan="4">LM-23</td><td>등록번호</td><td></td><td>성별/나이</td><td></td></tr>
<tr><td>환자성명</td><td></td><td>의뢰처/의사</td><td></td></tr>
<tr><td>접수일자</td><td></td><td>임상소견</td><td></td></tr>
<tr><td>접수번호</td><td></td><td>상병코드</td><td></td></tr>
<tr><td>코드</td><td colspan="2">검사명</td><td colspan="3">결 과</td></tr>
<tr><td>01</td><td colspan="2">Routine Parasitology(02-04)</td><td colspan="3"></td></tr>
<tr><td>02</td><td colspan="2">Helminth</td><td colspan="3"></td></tr>
<tr><td></td><td colspan="2">Ascaris lumbricoides</td><td colspan="3"></td></tr>
<tr><td></td><td colspan="2">Trichuris trichiura</td><td colspan="3"></td></tr>
<tr><td></td><td colspan="2">Enterobius vermicularis</td><td colspan="3"></td></tr>
<tr><td></td><td colspan="2">Hook worm</td><td colspan="3"></td></tr>
<tr><td></td><td colspan="2">Trichostrongylus orientalis</td><td colspan="3"></td></tr>
<tr><td></td><td colspan="2">Taenia species</td><td colspan="3"></td></tr>
<tr><td></td><td colspan="2">Clonorchis sinensis</td><td colspan="3"></td></tr>
<tr><td></td><td colspan="2">Paragonimus westenmani</td><td colspan="3"></td></tr>
<tr><td></td><td colspan="2">Metagonimus yokogawai</td><td colspan="3"></td></tr>
<tr><td>03</td><td colspan="2">Protozoa</td><td colspan="3"></td></tr>
<tr><td></td><td colspan="2">Entamoeba histolytica</td><td colspan="3"></td></tr>
<tr><td></td><td colspan="2">Entamoeba coli</td><td colspan="3"></td></tr>
<tr><td></td><td colspan="2">Endolimax nana</td><td colspan="3"></td></tr>
<tr><td></td><td colspan="2">Iodamoeba butschlii</td><td colspan="3"></td></tr>
<tr><td></td><td colspan="2">Giardia lamblia</td><td colspan="3"></td></tr>
<tr><td>04</td><td colspan="2">Occult blood</td><td colspan="3"></td></tr>
<tr><td>05</td><td colspan="2">Scotch Tape Method</td><td colspan="3"></td></tr>
<tr><td>06</td><td colspan="2">Stool Fat(Qual.)</td><td colspan="3"></td></tr>
<tr><td>07</td><td colspan="2">Egg Count</td><td colspan="3"></td></tr>
<tr><td>08</td><td colspan="2">Stool pH</td><td colspan="3"></td></tr>
<tr><td>09</td><td colspan="2">Stool Fat(Quan.)</td><td colspan="3"></td></tr>
<tr><td>10</td><td colspan="2">Sputum Examination for Parasites</td><td colspan="3"></td></tr>
<tr><td>11</td><td colspan="2">Stool Leukocyte</td><td colspan="3"></td></tr>
<tr><td colspan="4">참고사항</td><td>보고일
보고자</td><td></td></tr>
</table>

(6) 혈액은행검사, 수혈혈액 처방

<table>
<tr><th colspan="6">혈액은행검사, 수혈혈액 처방(Blood Bank)</th></tr>
<tr><td colspan="2" rowspan="4">LM-31</td><td>등록번호</td><td></td><td>성별/나이</td><td></td></tr>
<tr><td>환자성명</td><td></td><td>의뢰처/의사</td><td></td></tr>
<tr><td>접수일자</td><td></td><td>임상소견</td><td></td></tr>
<tr><td>접수번호</td><td></td><td>상병코드</td><td></td></tr>
<tr><td>코드</td><td colspan="2">검사명</td><td colspan="3">결 과</td></tr>
<tr><td>01</td><td colspan="2">ABO Typing</td><td colspan="3"></td></tr>
<tr><td>02</td><td colspan="2">Rh Typing</td><td colspan="3"></td></tr>
<tr><td>03</td><td colspan="2">Cross-Matching</td><td colspan="3"></td></tr>
<tr><td>04</td><td colspan="2">Direct Coombs' Test</td><td colspan="3"></td></tr>
<tr><td>05</td><td colspan="2">Indirect Coombs' Test</td><td colspan="3"></td></tr>
<tr><td>06</td><td colspan="2">Antibody Screening Test</td><td colspan="3"></td></tr>
<tr><td>07</td><td colspan="2">Antibody Identification Test</td><td colspan="3"></td></tr>
<tr><td>08</td><td colspan="2">Isoagglutinin Titer</td><td colspan="3"></td></tr>
<tr><td>09</td><td colspan="2">Rh Ab Titer</td><td colspan="3"></td></tr>
<tr><td>10</td><td colspan="2">Paternity Test</td><td colspan="3"></td></tr>
<tr><td>11</td><td colspan="2">Cold Agglutinin Test</td><td colspan="3"></td></tr>
<tr><td>12</td><td colspan="2">Type & Screening</td><td colspan="3"></td></tr>
</table>

<table>
<tr><th colspan="3">수 혈 혈 액 처 방</th></tr>
<tr><td rowspan="13"></td><td>Whole Blood(320mL)</td><td>Whole Blood(400mL)</td></tr>
<tr><td>Fresh Frozen Plasma(FFP)(320mL)</td><td>Fresh Frozen Plasma(FFP) (400mL)</td></tr>
<tr><td>Packed RBC(320mL)</td><td>Packed RBC(400mL)</td></tr>
<tr><td>Platelet Concentrate(320mL)</td><td>Platelet Concentrate(400mL)</td></tr>
<tr><td>Leukocyte Concentrate(320mL)</td><td>Leukocyte Concentrate(400mL)</td></tr>
<tr><td>Frozen RBC(320mL)</td><td>Frozen RBC(400mL)</td></tr>
<tr><td>Platelet Rich Plasma(320mL)</td><td>Platelet Rich Plasma(400mL)</td></tr>
<tr><td>Platelet Poor Plasma(320mL)</td><td>Platelet Poor Plasma(400mL)</td></tr>
<tr><td>Washed RBC(320mL)</td><td>Washed RBC(400mL)</td></tr>
<tr><td>Leukocyte Poor RBC(320mL)</td><td>Leukocyte Poor RBC(400mL)</td></tr>
<tr><td>Cryoprecipitate(320mL)</td><td>Cryoprecipitate(400mL)</td></tr>
<tr><td>Fresh W/B(320mL)</td><td>Fresh W/B(400mL)</td></tr>
<tr><td>Leukapheresis</td><td></td></tr>
</table>

	Plateletpheresis	
	Plasmapheresis	

(채혈자 확인사항) 환자의 진료기록부상의 인적사항과 의뢰서 및 검체에 기재한 사항이 동일함을 확인함 채혈자 자필 서명 (인)	보고일 보고자	

(7) 면역혈청검사

면 역 혈 청 검 사(Serology)					
LM-32		등록번호		성별/나이	
		환자성명		의뢰처/의사	
		접수일자		임상소견	
		접수번호		상병코드	
코드	검사명		결 과	참 고 치	단 위
01	CS Skin Test			Negative < 60	
02	PW Skin Test			Negative < 60	mm^2
03	HBsAg(RPHA)			Negative	mm^2
04	Anti-HBs(PHA)			Negative	
05	ASO titer			Negative	
06	CRP(Qual.)			Negative	
07	CRP(Quan.)			0-5.0	mg/L
08	RA(Qual.)			Negative	
09	RA(Quan.)			Negative < 20	IU/mL
10	VDRL(Qual.)			Non Reactive	
11	VDRL(Quan.)			Non Reactive	
12	TPHA			Negative	
13	FTA-ABS			Negative	
14	Widal Test			1:80 Negative	
15	ANA(IF)			Negative	
16	ANA(Titration)			Negative	
17	Anti-DNA(IF)			Negative	
18	anti-ds DNA IgG			25IU 이하	IU/mL
19	Cryoglobulin				

20	Cryocrit			
21	Anti-Sm		Negative	
22	Anti-RNP		Negative	
23	Anti-SSA(Ro)		Negative	
24	Anti-SSB(La)		Negative	
25	α-Fetoprotein(RPHA)		Negative	
26	Antiperinuclear Factor		Negative	
참고사항			보고일 보고자	

(8) 효소면역검사

효 소 면 역 검 사(Enzyme Immune Assay)				
LM-33	등록번호		성별/나이	
	환자성명		의뢰처/의사	
	접수일자		임상소견	
	접수번호		상병코드	
코드	검사명	결 과	참 고 치	단 위
01	HBsAg(EIA)		Negative	
02	Anti-HBs(EIA)		Negative < 10	mIU/mL
03	Anti-Hbc IgG(EIA)		Negative	
04	HBeAg(EIA)		Negative	
05	Anti-HBe(EIA)		Negative	
06	HAV Ag		Negative	
07	Anti-HAV IgG		Negative	
08	Anti-HAV IgM		Negative	
09	Anti-HBc IgM(EIA)		Negative	
10	IgE-EIA			
11	Rota Virus		Negative	
12	N. gonorrhea			
13	Rubella IgG		Negative < 10	IU/mL
14	Rubella IgM		Negative < 0.80	
15	Toxoplasma Ab(IgG)		Negative < 8	IU/mL
16	CMV-IgG		Negative < 4	AU/mL

17	CMV-IgM		Negative < 0.70	
18	Respiratory Syneytial Virus			
19	Anti-HIV		Negative	
20	Toxoplasma Ab(IgM)		Negative < 0.55	
21	Anti-HCV		Negative	
22	CA 125		0-35	U/mL
23	CA 19-9		0-37	U/mL
24	Free PSA			ng/mL
25	T3		60-181	ng/mL
26	T4		3.2-12.6	μg/dL
27	TSH		0.35-5.5	μIU/mL
28	Free T3		2.3-4.2	pg/mL
29	Free T4		0.89-1.80	ng/dL
30	α-Fetoprotein(EIA)		0-8.1	ng/mL
31	Carcinoembryonic Antigen(CEA)		0-5.0	ng/mL
32	Prostate Specific Antigen(PSA)		0-4.0	ng/mL
참고사항			보고일 보고자	

(9) 약물검사

약 물 검 사(Therapeutic Drug Monitoring)				
LM-35	등록번호		성별/나이	
	환자성명		의뢰처/의사	
	접수일자		임상소견	
	접수번호		상병코드	
코드	검사명	결 과	참 고 치	단 위
01	Primidone			
02	Phenobarbital		15.0-40.0	μg/mL
03	Crbamazepine		4-12	μg/mL
04	Ethosuximide			
05	Phenytoin		10.0-20.0	μg/mL
06	Barbiturate(Blood)			
07	Barbiturate(Urine)			
08	Benzodiazepine(Blood)			

09	Benzodiazepine(Urine)			
10	Digoxin		0.9-2.0	μg/mL
11	Theophyllin		8.0-20.0	μg/mL
12	Gentamicin			μg/mL
13	Methotrexate		5-10	μmol/L
14	Thyroxine			
15	Valproic acid		50-100	μg/mL
16	Salicylate			μg/mL
17	Doxepin			μg/mL
18	Desipramine			μg/mL
19	Imipramine			μg/mL
20	Amitriptyline			μg/mL
21	Salicylate			μg/mL
22	Cyclosporine			μg/mL
23	Lidocaine			μg/mL
24	Amphetamine			μg/mL
25	Desipramine			μg/mL
26	Imipramine			μg/mL
27	Amitriptyline			
28	Lithium		0.6-1.2	mmol/L
참고사항			보고일 보고자	

(10) 세포유전검사

세 포 유 전 검 사(Cytogenetics)				
LM-34	등록번호		성별/나이	
	환자성명		의뢰처/의사	
	접수일자		임상소견	
	접수번호		상병코드	
코드	검사명	결 과	참 고 치	단 위
01	HLA typing(A,B,C)			
02	HLA typing(DR)			

03	HLA DNA typing(DR)			
04	HLA DNA typing(DQ)			
05	HLA Cross Matching			
06	Chromosome(Blood)		46, XY/46, XX	
07	Chromosome(Bone Marrow)		46, XY/46, XX	
08	Chromosome(Skin, Tissue)		46, XY/46, XX	
09	Chromosome(Amniotic Fluid)		46, XY/46, XX	
10	Chromosome(Cord Centesis)		46, XY/46, XX	
11	T3 Lymphocyte			%
12	T4 Lymphocyte			%
13	T8 Lymphocyte			%
14	NK Lymphocyte			%
15	B-cell Ag(B4)			%
16	Myeloid Ag(My7) (CD13)			%
17	Myeloid Ag(My9) (CD33)			%
18	Ia Ag(HLA-DR)			%
19	T-cell Ag(T1) (CD2)			%
20	T-cell Ag(T11) (CD5)			%
21	B cell Ag(B4) (CD19)			%
22	Td_t			%
23	CALLA(CD10)			%
24	GPHta/GHb(CD41)			%
25	T-cell Ag(CD7)			%
26	Monocyte(CD14)			%
27	B-cell Ag(CD22)			%
28	Stem Cell(CD34)			%
29	Mononucleared Cell Count			
30	Cell Viabillit Test			
31	CD34+Cell Count			
32	CFU-GM Count			
참고사항			보고일 보고자	

(11) 종양 표지자검사

종양 표지자검사(Tumor Marker)					
LM-36		등록번호		성별/나이	
		환자성명		의뢰처/의사	
		접수일자		임상소견	
		접수번호		상병코드	

코드	검사명	결 과	임상적 의의
01	AFP(α-Fetoprotein)	0-8.1 ng/mL	간세포암, 전이성간암, 간경변증, 만성감염
02	CEA(Carcinoembryonic Ag)	0-5.0 ng/mL	결장암, 직장암, 췌장암, 담도암, 간세포암
03	CA(Carcino Ag) 19-9	0-37 U/mL	췌장암, 위장관암 및 선종
04	CA(Carcino Ag) 125	0-35 U/mL	난소암, 자궁내막암, 난관암, 비종양질환(임신, Ovarian Cyst 등)에서도 증가
05	CA(Carcino Ag) 72-4	0-6 U/mL	전이성위암, 위장관암, 난소암, 유방암
06	CA(Carcino Ag) 15-3	28 U/mL↓	전이성 유방암
07	CA(Carcino Ag) 50	40 U/mL↓	양성 간담도 및 부인과질환, 호흡기질환
08	PSA(Prostate Specific Ag)	0-4 ng/mL	전립선염, 전립선비대증, 전립선암
09	Free PSA	전립선암에서 Free PSA/PSA ratio가 감소함	
10	PAP(Parostate Acid Phosphatase)	1.9 ng/mL↓	전립선암, Gaucher병 등
11	SCC(Squamous Cell cancer Ag)	0-2 ng/mL	폐질환, 폐암
12	NSE(Neuron-specific enolase)	0-12 ng/mL	신경모세포종, 폐암
13	UBC(Urinary Bladder Cancer Ag)	0-12 ㎍/mL	방광암 표지자
14	MBP(Myelin Basic Protein)	2.0 ng/mL↓	다발성경화증, 척수증, 뇌혈관 장애
15	BCA 225(Breast Cancer Ag)	160 U/mL↓	원발성 유방암, 유방암 수술 후 추적검사
16	TK(Thymidine Kinase)	5.0 μ/L↓	조혈기계 종양
17	STN(Sialyl Tn fragment)	45 UmL↓	난소암, 위암, 대장암, 췌장암
참고사항			보고일 보고자

제2장
검사항목

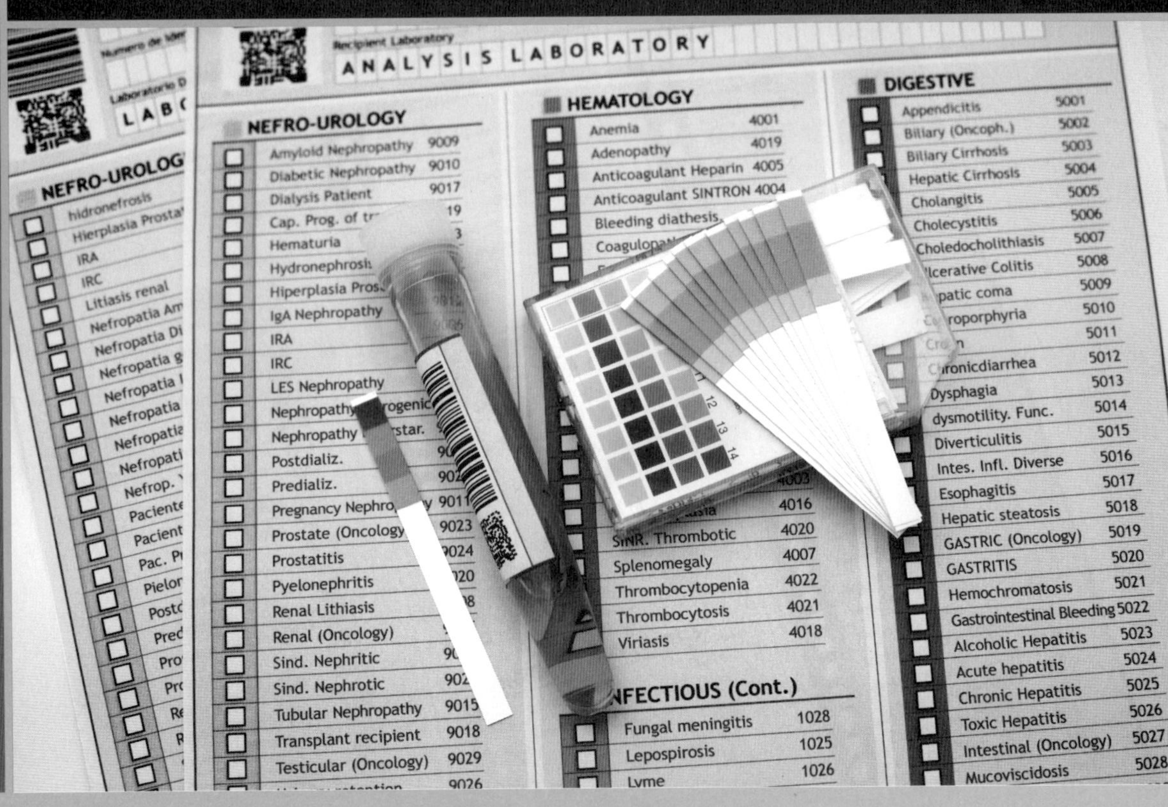

ANALYSIS LABORATORY
NEFRO-UROLOGY
hidronefrosis
Hierplasia Prosta
IRA
IRC
Litiasis renal
Amyloid Nephropathy 9009
Diabetic Nephropathy 9010
Dialysis Patient 9017
Hematuria
Hydronephrosis
IgA Nephropathy
IRA
IRC
LES Nephropathy
Postdializ.
Predializ.
Prostate (Oncology) 9023
Prostatitis
Pyelonephritis
Renal Lithiasis
Renal (Oncology)
Sind. Nephritic
Sind. Nephrotic
Tubular Nephropathy 9015
Transplant recipient 9018
Testicular (Oncology) 9029
HEMATOLOGY
Anemia 4001
Adenopathy 4019
Anticoagulant Heparin 4005
Anticoagulant SINTRON 4004
Bleeding diathesis
Splenomegaly 4007
Thrombocytopenia 4022
Thrombocytosis 4021
Viriasis 4018
INFECTIOUS (Cont.)
Fungal meningitis 1028
Lepospirosis 1025
Lyme 1026
DIGESTIVE
Appendicitis 5001
Biliary (Oncoph.) 5002
Biliary Cirrhosis 5003
Hepatic Cirrhosis 5004
Cholangitis 5005
Cholecystitis 5006
Choledocholithiasis 5007
Dysphagia 5013
Diverticulitis 5015
Intes. Infl. Diverse 5016
Esophagitis 5017
Hepatic steatosis 5018
GASTRIC (Oncology) 5019
GASTRITIS 5020
Hemochromatosis 5021
Gastrointestinal Bleeding 5022
Alcoholic Hepatitis 5023
Acute hepatitis 5024
Chronic Hepatitis 5025
Toxic Hepatitis 5026
Intestinal (Oncology) 5027
Mucoviscidosis 5028

01 요(尿) 검사(Urinanalysis)

(1) Routine Urine 10종

① 분류번호, 보험코드: **나3, B0030**

② 검사항목: **Routine Urine 10종**

③ 검체: RU 10.0

검체용기: 플라스틱 plain tube

④ 참고치

S.G: 1.005~1.030

Nitrite, PH, Protein, Glucose, Ketones, Urobilinogen, Bilirubin, RBC, WBC

⑤ 신장은 생체에서 여러 가지 대사산물을 물과 함께 요로 배설하여 체내의 내부환경을 일정하게 유지하는 역할을 수행한다. 따라서 요의 변화가 신장, 요로계 질환을 잘 반영하므로 질환의 해석, 진단, 예후판정에 유용하다. 요의 화학성분은 시험지법으로 측정하며 요중에 존재하는 고형성분으로 관찰한다.

(2) 요침사 현미경 검사

① 분류번호, 보험코드: **나4, B0041**

② 검사항목: **Urine Sediment Microscopy**

③ 검체: RU 10.0

검체용기: 플라스틱 plain tube

④ 참고치

RBC: 0~2/HPF

WBC: 0~2/HPF

Epithelial cell: 0~5/HPF

⑤ 위 나-3과 동일

(3) Hemosiderin

① 분류번호, 보험코드: **나7, B0100**

② 검사항목: **Hemosiderin**

③ 검체: RU 10.0

검체용기: 플라스틱 plain tube

④ 참고치: Negative

⑤ 생체내 색소의 하나로 Hb에서 유래하는 철 함유 황갈색 유도체이다. Hemosiderin은 혈관내 용혈초기에는 Hb뇨증이 있어도 나타나지 않고 수일 후 관찰할 수 있다. 따라서 Hemosiderin뇨증은 만성 혈관내 용혈의 존재를 의미하는 확실한 지표가 된다.

➡ 용혈성 빈혈, 악성빈혈, 부적합 수혈

(4) Urine RBC morphology (Dysmorphic RBC)

① 분류번호, 보험코드: **너1, BX001006**

② 검사항목: **Urine RBC morphology**

③ 검체: RU 10.0

검체용기: 플라스틱 plain tube

④ 참고치: Glomerular 80% ↑

Glomerular & Tubular 20~80%

Non Glomerular 20% ↑

⑤ 요중 RBC가 신유래인지 하부요도 유래인지 판별하는 데 유용한 검사. 신선한 검체가 아닐 경우(채취 후 2시간 이상 경과시 소변적혈구의 변형으로 인해 검사가 어려움) 결과의 신빙도가 떨어지므로 결과 해석에 유의하여야 한다.

요중에서 RBC가 보이지 않거나 RBC 개수가 너무 적은 경우 검사불가능

(5) Urine HCG (Pregnancy Test)

① 분류번호, 보험코드: **나26, B0260**

② 검사항목: **HCG(정성)**

③ 검체: RU 5.0

검체용기: 플라스틱 plain tube

④ 참고치: Negative

⑤ 임신의 조기진단 목적으로 검사를 시행하는 urine HCG(human chorionic gonadotropin)은 태반의 합포체 영양세포에서 정상적으로 생성하는 호르몬이다. HCG는 수정란이 착상한 후 1주일부터 증가되어 임신 8~12주에 최고에 달하며 임신 후 약 24일경에 검출할 수 있게 된다. 정상분만 후 1주일이 지나면 전혀 나타나지 않으므로 정상분만 후에도 2~3주 동안 계속 양성을 나타내면 융모상피종(chorionepithelioma)이나 지속적인 기태의 가능성을 의심할 수 있다.

➡ 임신여부판정, 양성 반응시 β-HCG(serum) 동반 검사

(6) Wet smear

① 분류번호, 보험코드: **나4, B0042**

② 검사항목: **Wet smear**

③ 검체: 면봉 검체(무균식염수에 2.0 mL)

검체용기: 면봉 & Saline

④ 참고치: No Yeast Cell are seen / No Trichomonas are seen

⑤ 질염의 원인인 트리코모나스균을 확인한다.

M: 아침 첫 소변(처음에 떨어지는 소변)

F: Vaginal Discharge한 후 무균식염수에 보관

(7) Gramoxone (Paraquat)

① 분류번호, 보험코드: **나450, CX374040**

② 검사항목: **Gramoxone**

③ 검체: RU 5.0 & Serum면봉 검체(무균식염수에 2.0 mL)

검체용기: 플라스틱 plain tube

④ 참고치: Negative

⑤ 강력한 제초제로 독성이 강하며 농업 종사자의 건강진단, 중독 등을 측정하는 데 사용한다.

➡ 중독(Positive)시 신장장애, 호흡곤란, 중추신경장애, 경련 일으킴.

(8) 요 검체의 종류

종 류	특징·비고
수치뇨(방출뇨)	수시 방뇨된 요(당, 단백, pH 등, 일반적 정성검사에 쓰인다.)
조조뇨	아침 기상시에 배출된 요(주간뇨에 비하여 농후하고 운동부하의 영향이 없다.)
야간뇨	야간(흔히 오후 8시에서 12시간)에 모은 요
주간뇨	아침 8시부터 저녁 8시까지의 요
시간뇨 (24시간뇨, 식후 4시간뇨 등)	일정 시간 내의 요를 모은 것으로서, 24시간뇨는 아침 8시부터 다음날 8시까지의 요를 모은 것이다. 요 중 배출성분은 정량 등에 이용된다. 식후 4시간에 채취된 식후 4시간뇨는 요 amylase 측정에 사용된다.

02 혈액학(Hematology)

(1) WBC

① 분류번호, 보험코드: **나105, B1050**

② 검사항목: **WBC Count**

③ 검체: EDTA WB 2.0

검체용기: EDTA tube

④ 참고치: 4~10 Thous/mL

⑤ 백혈구수는 말초혈액에서 보는 과립구계, 림프구계 및 단핵구계 세포의 혈액 단위 용적당 총수를 말한다. 백혈구RP의 수량, 형태, 기능적 이상을 초래하는 질환에 대하여 그 병태, 경과, 또한 임상효과 등을 평가하기 위하여 측정한다.

➡ 증가: 백혈병, 급성감염증

➡ 감소: 재생불량성 빈혈, 과립구감소증, 악성빈혈

(2) Diff Count

① 분류번호, 보험코드: **나109, B1091**

② 검사항목: **Diff Count (WBC D/C)**

③ 검체: EDTA WB 2.0

검체용기: EDTA tube

④ 참고치

Segment: 40~80%

Band: 0~6%

Lymphocyte: 15~44%

Monocyte: 2~10%

Eosinophil: 0~5%

Basophil: 0~3%

⑤ 백혈구 백분율은 상대적인 것으로 그 변동의 원인을 정확하게 알기 위해서는 절대

수로 판단하여야 한다. 백혈수 각 성분의 증감 및 형태 이상은 선천성, 종양성, 반응성의 기전으로 나타나므로 임상소견을 참고하여 감별하는 것이 중요하다.

> ※ 절대수 구하는 공식
> 예) 백혈구수: 7000/μL, 호산구백분율: 5% 미만일 때 호산구 절대수는?
> ☞ 7000/μL× 5%/100=350/μL

(3) Eosinophil Count

① 분류번호, 보험코드: **나107, B1070**

② 검사항목: **Eosinophil Count**

③ 검체: EDTA WB 2.0

검체용기: EDTA tube

④ 참고치: 50~500/mm

⑤ 호산구수는 골수에서 생성, 약 9일 동안에 분화 성숙하여 말초혈중으로 방출된다. 말초혈중 호산구수는 생체내 호산구수의 약 1%에 지나지 않는다.

➡ 증가: 기생충감염, 피부질환, 종창, 소화기질환

➡ 감소: 급성감염증, prostaglandin, ACTH 등 약물투여

(4) RBC Count

① 분류번호, 보험코드: **나104, B1040**

② 검사항목: **RBC Count**

③ 검체: EDTA WB 2.0

검체용기: EDTA tube

④ 참고치: 4.2~6.3 Mil/mL

⑤ 적혈구수의 측정은 빈혈 또는 적혈구 증다증의 유무와 그 정도를 파악하는 것이다. 적혈구는 조혈장애, 출혈, 혈구파괴 등에 의해 감소하고 골수의 적혈구계 과형성(절대적혈구다증), 심한 설사로 인한 탈수, 열상 등에 의한 체액상실(상대적혈구증다증)에 의해 증가한다.

➡ 증가: 진성다혈구증, 탈수, shock, 부신부전증, 심폐질환

➡ 감소: 각종 빈혈, 골수기능부전

(5) Hemoglobin Count

① 분류번호, 보험코드: **나101, B1010**

② 검사항목: **Hemoglobin (Hb)**

③ 검체: EDTA WB 2.0

검체용기: EDTA tube

④ 참고치: 12.0~17.0 g/dL

⑤ Hb은 철과 porphyrin이 결합된 heme과 globin의 복합체로 구성된 4배체로 heme 단백의 일종이다. Hb이 감소되면 조직으로 운반되는 산소량이 감소되므로 각 장기 조직은 산소결핍으로 생기는 기능장애가 일어나 여러 가지 증상(빈혈등)이 나타난다. 일반적으로 Hb농도를 빈혈의 지표로써 측정한다.

➡ 증가: 적혈구증다증

➡ 감소: 빈혈, 백혈병

(6) Hematocrit Count

① 분류번호, 보험코드: **나102, B1020**

② 검사항목: **Hematocrit (Hct)**

③ 검체: EDTA WB 2.0

검체용기: EDTA tube

④ 참고치: 36~52%

⑤ 전혈중 적혈구가 차지하는 비율을 나타내는 값이다. Hct는 빈혈여부를 평가하고 적혈구수에 비하여 Hct치가 큰 경우는 대구성 빈혈, 상대적으로 낮은 경우에는 소구성 빈혈을 감별한다.

➡ 증가: 설사, 선천성 심질환, 다혈구혈증

➡ 감소: 빈혈, 부종, 간경변증

(7) Platelet Count

① 분류번호, 보험코드: **나106, B1060**

② 검사항목: **Platelet Count**

③ 검체: EDTA WB 2.0

검체용기: EDTA tube

④ 참고치: 150~450 Thous/mL

⑤ 혈소판은 손상된 혈관벽 내피 세포하 조직과 반응하여 지혈혈전을 형성하는 것이 주기능이므로 피부, 점막출혈 등 출혈 경향이 나타나는 예에서는 출혈 원인을 감별하는 데 혈소판수의 산정은 필수적이다.

➡ 증가: 만성백혈병, 진성다혈구증, 원발성 혈소판감소증

➡ 감소: 급성백혈병, 재생불량성 빈혈, 특발성 혈소판감소증

(8) CBC 8종

① 분류번호, 보험코드: **집단**

② 검사항목: **CBC 8종(WBC, RBC, Hb, Hct, PLT, MCV, MCH, MCHC)**

③ 검체: EDTA WB 2.0

검체용기: EDTA tube

④ 참고치

MCV: 79~96 fL

MCH: 26~33 qg

MCHC: 32~37%

⑤ 빈혈, 백혈병 등 혈액질환을 위해 기본적인 혈액검사를 묶어 놓은 profile이다. RBC 내에 포함되어 있는 hemoglobin량 또는 RBC 개개의 용적 hemoglobin 포화 정도 EH는 RBC 두께 등을 계산하여 각종 빈혈의 종류 구분 및 치료방향을 정하거나 치료효과를 판정한다(MCV, MCH, MCHC).

(9) CBC 12종

① 분류번호, 보험코드: **집단**

② 검사항목: **CBC 12종(CBC 8종 + PDW, RDW, PCT, MPV)**

③ 검체: EDTA WB 2.0

검체용기: EDTA tube

④ 참고치

PDW: 10.0~18.0 fL

RDW: 10.9~15.7%

PCT: 0.15~0.48%

MPV: 6.3~12.6 fL

⑤ 위의 CBC 8종과 동일

(10) Erythrocyte Sedimentation Rate

① 분류번호, 보험코드: **나103, B1030**

② 검사항목: **ESR(적혈구침강속도)**

③ 검체: EDTA WB 2.0

검체용기: EDTA tube

④ 참고치

M: ＜10MM/hr

F: ＜20mm/hr

⑤ ESR은 CRP 등의 급성기 반응물질과 마찬가지로 급성, 만성염증, 종양 등에 의한 조직파괴 또는 혈장 단백이상을 반영하는 비특이 반응이다.

➡ 증가: 감염성 질환, 빈혈, 조직파괴, 암

➡ 감소: 적혈구증가증, 겸상적혈구 빈혈, Sperocytosis

※ CSR(Corrected ESR): 빈혈로 인한 ESR의 촉진을 교정함.(ESR, 성별, Hct가 필요함)

(11) Reticulocyte Count

① 분류번호, 보험코드: **나108, B1080**

② 검사항목: **Reticulocyte Count**

③ 검체 : EDTA WB 2.0

검체용기: EDTA tube

④ 참고치 : 0.2~2.0%

⑤ 망상적혈구는 적모구에서 핵이 소실되고 mitochondria ribosome이 있는 미숙한 적혈구이며 말초혈액으로 새롭게 방출되는 적혈구이다.

➡ 증가: 용혈성 빈혈, 철결핍성 빈혈, 악성빈혈

➡ 감소: 재생불량성 빈혈, 악성빈혈, 골수기능 저하

1 특수 혈액학 검사

(1) Bone Marrow Exam

① 분류번호, 보험코드: **나111, B1113**

② 검사항목: **Bone Marrow Exam**

③ 검체: 골수천자도말 Slide 12장, 말초혈액도말 Slide 2장,

골수생검 조직은 선택사항임.

검체용기: Slide

④ 참고치: 결과지 참조

⑤ 골수검사는 여러 가지 원인으로 일어나는 혈액질환의 진단이나 급성백혈병을 대표로 하는 조혈기 종양의 치료 효과 판정, 악성림프종 등의 병기를 판정하는 데 대단히 중요한 검사이다. 또한 암의 골전이 등 다른 부위에서 발생된 병변이 골수로의 파급 여부를 검색할 경우나 선천성 대사이상 등의 전신질환을 진단하는 데도 유용하다.

➡ 악성빈혈, 재생불량성 빈혈, 골수종, 악성종양의 골수전이, 혈소판감소성 자반증

※ 골수는 채취한 즉시 side에 도말하여 건조시킴.

(2) Ham's test

① 분류번호, 보험코드: **나120, B1200006**

② 검사항목: **Ham's test**

③ 검체: Sod. citrate WB 각각 5.0 & 정상인 S 3.0

검체용기: Sod. citrate tube, SST

④ 참고치: Negative

⑤ Ham's test는 진단되지 않은 용혈성 빈혈, 혈뇨증, 골수 aplasia의 원인 검사에 이용된다. 즉 아주 희귀한 용혈성 질환의 발작성 야간 혈색소뇨증의 진단 목적에 사용된다. 발작성 야간 혈색소뇨증의 적혈구는 산성화된 정상인의 보체를 함유한 신선혈청에서 심하게 용혈된다.

➡ 발작성 야간 혈색소뇨증의 진단

(3) Peripheral blood smear examination(말초혈액 도말 검사)

① 분류번호, 보험코드: **나110, B1100006**

② 검사항목: **P.B.S**

③ 검체: PB Slide 3장 EDTA WB 2.0

검체용기: Slide EDTA tube

④ 참고치: 결과지 참조

⑤ 말초혈액 도말검사는 혈구 생성에서 파괴까지의 과정에서 이상 유무를 추정하기 위한 가장 중요한 검사이다. 도말상의 적혈구, 백혈구, 혈소판의 양적 질적 이상을 관찰하여 빈혈, 면역능 저하, 출혈경향 등의 병태나 질환을 진단하고 치료를 평가하는데 유용하다.

> ※ Slide 검체를 의뢰할 경우 CBC결과를 첨부하면 결과 판독에 도움이 됨.

03 혈액응고계 검사(Coagulation Test)

(1) Prothrombin Time (PT)

① 분류번호, 보험코드: **나154, B1540**

② 검사항목: **Prothrombin Time (PT)**

③ 검체: Sod. citrate P 1.0

검체용기: Sod. citrate tube

④ 참고치: 11.5~15.5 Sac

⑤ PT는 응고기전에 외인계 응고인자와 공통계 응고인자가 관여하고 있는데 이들 응고인자로는 II, V, VII, X 인자가 있다. PT의 연장은 생산저하 또는 질적 이상, 소비항진, 외인성 응고과정에 대한 병적 inhibitor의 출현 등으로 초래된다. PT의 단축은 임상적으로 거의 의미가 없다. APTT는 내인계 응고인자가 관여하는데 XII, XI, IX, VIII 인자 및 공통계로서 X, V, II, I 인자가 있다. 혈우병 A와 혈우병 B에서 현저하게 연장된다.

(2) Activated PTT

① 분류번호, 보험코드: **나153, B1530**

② 검사항목: **Activated PTT(활성화트롬보플라스틴)**

③ 검체: Sod. citrate P 1.0

검체용기: Sod. citrate tube

④ 참고치: 25~42 Sac

⑤ 위의 나154와 동일

심사지침

나-151 출혈시간, 나-153 활성화부분트롬보플라스틴시간, 나-154 프로트롬빈시간 검사와 동시 시행된 나-152 응고시간검사 인정여부 (2011-01-24)

출혈성 질환을 선별하거나 출혈성 경향이 의심되는 경우에 시행하는 응고검사(나-151 출혈시간, 나-152 응고시간, 나-153 활성화부분트롬보플라스틴시간, 나-154 프로트롬빈시간) 중 나-152 응고시간 검사와 나-153 활성화부분트롬보플라스틴시간 검사는 내인계 혈액 응고과정이상에 대한 선별검사를 위해 실시하는 검사로, 검사 실시 목적이 동일함.

또한, 나-152 응고시간 검사는 통상 출혈성 질환의 선별 목적으로 활용되지 않으며, 출혈성 경향이 있는 환자의 응급수술 전 선별검사로 일부 필요하나 재현성 및 민감도가 낮아 유용성이 떨어짐.

따라서, 나-151 출혈시간, 나-152 응고시간, 나-153 활성화부분트롬보플라스틴시간, 나-154 프로트롬빈시간을 동시 시행된 경우 나-152 응고시간 검사는 인정하지 아니함.

(3) PT, PTT 결과에 따른 결핍인자와 관련 질환

PT	PTT	결핍인자	관련 질환
정상	정상	VIII	혈소판기능이상증, VIII 인자 결손증 등
정상	연장	VIII,I X, XI, XII	혈우병 A, 혈우병 B, von Willebrand병, anticoagulant 등
연장	정상	VII	VII 인자 결손증
연장	연장	I, II, V, X	fibrinogen이상증, prothrombin이상증, V 인자 결손증, X 인자 결손증, DIC, 중증 간장애, Vitamin K 결손증, 항응고제 투여 등

(4) Antithrombin-lll

① 분류번호, 보험코드: **나158, B1580**

② 검사항목: **Antithrombin-lll**

③ 검체: Sod. citrate P 1.0

검체용기: Sod. citrate tube

④ 참고치: 80~120%

⑤ AT Ⅲ는 활성화 응고인자를 불활성화시키는 인자, 즉 응고저지 물질 가운데 임상적으로나 응고학적으로 중요하다. AT Ⅲ는 혈관내 응고 여부를 파악하는 데 좋은지표이며, DIC는 AT Ⅲ 농도의 감소가 진단에 중요할 뿐만 아니라 AT Ⅲ 농축제제투여의 적응성을 결정하는 데 중요하다.

➡ 증가: 급성간염, 신장이식, 염증

➡ 감소: DIC, 간경변, AT-Ⅲ 결핍증

(5) D-dimer

① 분류번호, 보험코드: **나172, B1723**

② 검사항목: **D-dimer**

③ 검체: Sod. citrate P 1.0

검체용기: Sod. citrate tube

④ 참고치: ≤0.3 mg/mL

⑤ Plasmin에 의해 fibrinogen이 분해될 때 생성되는 최종산물이며, 폐색증, 심한 정맥혈전증, 동맥혈전증 그리고 확산된 맥관내 응고의 진단을 돕는 데 이용된다.

➡ 증가: 감염, 악성종양, DIC, 폐경색, 수술 후 등

(6) Fibrinogen

① 분류번호, 보험코드: **나160, B1601**

② 검사항목: **Fibrinogen**

③ 검체: Sod. citrate P 1.0

검체용기: Sod. citrate tube

④ 참고치: 200~400 mg/dL

⑤ Fibrinogen은 응고과정의 최종단계에 중요한 응고인자이다. 간에서 합성되는 급성기 반응단백의 하나이기도 하여 염증, 악성종양, 혈전 급성기 등에서 증가하며 출혈성소인의 환자가 의심될 때 선별검사로 이용된다. 또한 뇌졸중, 심근경색증의 위험인자로서 의의도 있다.

➡ 증가: 감염증, 악성종양, Nephrosis증후군, 임신, 경구피임약

➡ 감소: 선천성 Fibrinogen결손증, DIC, 간경변, 간암

(7) Thrombin Time

① 분류번호, 보험코드: 나156, B1560

② 검사항목: **Thrombin Time**

③ 검체: Sod. citrate P 1.0

검체용기: Sod. citrate tube

④ 참고치: 11.0~17.8 Sec

⑤ TT는 혈장에 일정량의 thrombin을 가하고 그의 응고시간, 즉 fibrinogen이 fibrin으로 전환되는 반응 속도를 측정하는 것이다.

➡ 증가: 임신 Fibrinogen 결핍증, heparin 치료, thrombin 저해

04 수혈검사(Blood Transfusion Test)

(1) ABO Typing(Cell Typing)

① 분류번호, 보험코드: **나201, B2000**

② 검사항목: **ABO Typing(Cell Typing)**

③ 검체: EDTA WB 2.0

검체용기: EDTA tube

④ 참고치: 결과지 참조

⑤ ABO 혈액형은 A, B, O, AB의 4가지 혈액형으로 분류한다. ABO 혈액형 검사는수혈, 장기이식, 수혈부작용, 친자감별 등 판정에 중요하다. ABO 혈액형의 검사법은 항 A 및 항 B 혈청과 적혈구와의 응집으로 적혈구상의 A와 B 항원 유무를 판정하는 cell typing 검사와 기지의 A형과 B형 적혈구를 사용하여 혈청내 항 A, 항 B항체를 검출하는 back typing 검사가 있다. ABO 혈액형 판정은 이 두 가지 방법을 같이 실시하는 것이 바람직한 혈액형 검사이다.

(2) ABO Typing(Serum Typing)

① 분류번호, 보험코드: **나201, B2010**

② 검사항목: **ABO Typing(Back Typing)**

③ 검체: S or EDTAP 1.0

검체용기: EDTA tube

④ 참고치: 결과지 참조

⑤ 위의 B2000과 동일(동시처방)

심사지침

ABO 및 Rh 혈액형검사는 안전수혈을 도모하기 위해 1일 1회 인정함.

(3) Rh(D) Typing

① 분류번호, 보험코드: **나202, B2021**

② 검사항목: **Rh(D) Typing**

③ 검체: EDTA WB 2.0

검체용기: EDTA tube

④ 참고치: 결과지 참조

⑤ Rh(D)인자는 항원성이 강하고 Rh(D)음성자는 Rh(D) 항원 양성 적혈구에 노출시 항체(Anti-D)가 생기기 쉬우므로 반드시 검사한다. Rh 혈액형은 친자감별에도 이용되며, 수혈부작용 및 신생아 용혈성 질환을 예방할 수 있다.

(4) Coombs' Direct/Coombs' Indirect

① 분류번호, 보험코드: **나204, B2041106 / 나204, B20421006**

② 검사항목: **Coombs' Direct**

③ 검체: EDTA WB 1.0

검체용기: EDTA tube

④ 참고치: Negative

⑤ Coombs' Direct: 환자의 혈액 속에 lgG, lgM, lgA 또는 C3d가 부착되어 있는 적혈구가 존재하는지를 알아보는 검사이다. 자가면역성 용혈성 빈혈, 신생아 용혈성 질환, 용혈성 수혈 부작용, 약제유발성 용혈 등의 진단에 필수적인 검사이다. 적혈구에 결합된 면역글로불린으로는 lgG가 가장 많고 lgA는 비교적 적고 C3d의 결합은 종종 있다.

Coombs' Indirect: 혈청을 O형 정상적혈구와 반응시켜 혈청내 적혈구 항체가 존재할 경우응집을 일으킨다. 혈청 중에 있는 비예기 항체를 증명하기 위한 검사이며 적혈구 항체 선별 및 동정 검사와 교차시험 등에 이용된다.

05 일반 검사(체액 및 천자액 검사)

(1) Body Fluid Analysis

① 분류번호, 보험코드: **나51, B0510**

② 검사항목: **Body Fluid Analysis**

③ 검체: BF 5.0 or CSF 3.0

검체용기: EDTA tube

④ 참고치: 결과지 참조

⑤ 결핵, 종양, 림프종, 과민성 반응, 감염염증, 악성종양 전이, 침윤여부 관절염, 유사 관절 질환 감별 등을 위한 검사이다.

- 림프구: 결핵, 종양, 림프종, 류마치스 관절염 때 증가
- 호산구: 염증성 활동, 감염 혹은 과민성 반응 상태, 흉부외상, 출혈 등에서 증가
- 대식구: 염증성 활동, 감염 혹은 과민성 반응 상태, 흉부외상, 출혈 등에서 증가

(2) Body Fluid Analysis-Cell count

① 분류번호, 보험코드: **나51, B0510**

② 검사항목: **Cell count**

③ 검체: BF 5.0

검체용기: EDTA tube

④ 참고치

WBC: usually few to none/mm^3

RBC: usually few to none/mm^3

⑤ 위의 B0510과 동일

(3) Body Fluid Analysis-Diff count

① 분류번호, 보험코드: **나51, B0510**

② 검사항목: **Diff count**

③ 검체: BF 5.0

검체용기: EDTA tube

④ 참고치

Segment: usually few to none%

Lymphocyte: usually few to none%

Monocyte: usually few to none%

Histiocyte: usually few to none%

Mesotherial cell: usually few to none%

Malignant cell: usually few to none%

Other cell: usually few to none%

⑤ 위의 B0510과 동일

(4) 당부하시험(GTT, Glucose Tolerance Test)

① 분류번호, 보험코드: 나371, C3711

② 검사항목: GTT

③ 검체: S 0.5

검체용기: SST tube

④ 참고치

Fasting: <95

1H: >180

2H: >155

3H: >140 mg/dl

⑤ 임신성당뇨 등: 임상화학에서 다시

(5) 정액검사

① 분류번호, 보험코드: 너730, E7300

② 검사항목: Semen Analysis

③ 검체: Semen

검체용기: 전용용기

④ 참고치: 하단 참고

⑤ 불임증검사, 정관절제술검사, 불임부부에서 남성측의 진단 평가

정자의 정상치

- Amount: 2.5~3.5 mL(0.5 mL 이하 병적 → 무정액증(Aspermatism))
- pH: 7.2~7.6 (Vaginal 내 산성조건으로 정자 보호)
- 냄새: 밤꽃냄새
- Color: 유백색
- Morphology: 80% 이상 정상 = 정상 정액의 기형률은 20% 이하이어야 한다.
- Mortility: 사정 후 1시간 이내 60% 이상 운동성이 있어야 한다.
- liquefy액화: 20분 정도
- WBC: 0~2 μL

06 임상화학(Clinical Chemistry)

(1) Albumin

① 분류번호, 보험코드: **나230, C2302**

② 검사항목: **Albumin**

③ 검체(mL): S 1.0

검체용기: 플라스틱 pain tube

④ 참고치: ≤ 35.0 mg/dL

⑤ 혈청 총단백의 60% 정도가 albumin이며, 주로 간에서 합성된다. 여러 가지 질환에서 전반적인 경향으로 albumin은 변동하지 않거나 감소한다.

➡ 증가: 탈수증, 간염 회복기

➡ 감소: 신증후군, 중증 간질환, 영양불량

(2) Amino Acid

① 분류번호, 보험코드: **나443, C4433006**

② 검사항목: **Amino Acid**

③ 검체(mL): Heparin 0.5(즉시 원심분리 후 동결), RU 10.0

④ 참고치: 결과지 참조

⑤ 단백질 가수분해 산물 및 검체내 각종 amino산 및 imino산을 분획하여 각각의 아미노산을 정량하는 검사로서 선청성 대사이상증, 신장 및 장관의 아미노산 운송장애 진단, 신장 및 간기능 장애의 결과관찰에 필요한 검사이다.

➡ 선천성 아미노산 대사이상증 진단

(3) Ammonia (NH_3)

① 분류번호, 보험코드: **나387, C3870**

② 검사항목: **Ammonia (NH_3)**

③ 검체(mL): EDTAP 1.0(즉시 원심분리 후 동결)

검체용기: EDTA tube

④ 참고치: μmol/L

성인: 11~32

신생아: 64~107

- 0~2주: 56~93,
- 1달 미만: 21~50

⑤ 정상적으로 주로 간에서 신속하게 요소 cycle에 의해서 요소질소로 합성되어 신장으로 배설된다.

➡ 증가: 간경변, shock, 요소 cycle 효소 결손

➡ 감소: 저단백식, 빈혈

(4) Bilirubin, Total

① 분류번호, 보험코드: **나372, C3720**

② 검사항목: **Bilirubin, Total**

③ 검체(mL): S 0.5

검체용기: SST

④ 참고치: 0.1~1.2 mg/dL

⑤ 수명을 다하거나 병적으로 파괴된 적혈구의 Hb에서 bilirubin이 유리(간접 bilirubin)되어 혈중으로 나온다. 혈중에서 albumin과 결합하여(직접 bilirubin) 간으로이동한 후 담낭에서 담즙의 형태로 농축되고, 십이지장을 통해 대변이나 소변으로 배출된다.

➡ Bilirubin, Direct 증가: 간질환, 담도계 질환, 폐쇄성 황달

➡ Bilirubin, Indirect 증가: 용혈성 황달, 신생아 황달, 약물성 황달

※ T.Bilirubin = D.Bilirubin + ID.Bilirubin

(5) Bilirubin, Direct

① 분류번호, 보험코드: **나372, C3721**

② 검사항목: **Bilirubin, Direct**

③ 검체(mL): S 0.5

검체용기: SST

④ 참고치: ≤0.6 mg/dL

⑤ 위의 나372와 동일

➡ Bilirubin, Direct 증가: 간질환, 담도계 질환, 폐쇄성 황달

➡ Bilirubin, Indirect 증가: 용혈성 황달, 신생아 황달, 약물성 황달

※ T.Bilirubin = D.Bilirubin + ID.Bilirubin

(6) Bilirubin, Total

① 분류번호, 보험코드: **나372, C3720**

② 검사항목: **Bilirubin, Total**

③ 검체(mL): capillary 2개

검체용기: Hepillary capillary tube

④ 참고치: 0.2~13.3 mg/dL

⑤ 신생아 황달은 대부분의 신생아에게서 볼 수 있는 증상으로 생후 3~4일경에 나타나서 7~10일이 되면 없어진다. 모체가 처리해주던 빌리루빈을 신생아가 스스로 처리하는 능력을 갖추기까지의 적응 기간에 빌리루빈이 일시적으로 상승하기 때문이다. 병적인 원인에 의한 신생아 황달은 생후 곧바로 증상이 나타나며 정도도 심하고 오래간다. 가장 중요한 원인으로는 모자 간의 혈액형 부적합에 의하여 나 타나며 신생아의 용혈성 황달이다.

➡ 증가: 신생아 황달, 급·만성 간질환, 간경변증, 용혈성 지혈, 폐쇄성 황달, 폐혈증, 폐경색, 심부전

(7) BUN

① 분류번호, 보험코드: **나373, C3730**

② 검사항목: **BUN (Blood Urea Nitrogen, 혈중요소질소)**

③ 검체(mL): S 0.5

검체용기: SST

④ 참고치: 5.0~24.0 mg/dL

⑤ 혈중 비단백성 질소의 약 2/3는 BUN이다. 이밖의 NPN은 uric acid, creatinie, creatine, amino acid, ammonia에서 유래하는 질소성분이 있다. NPN과 BUN은 나란히 변동하므로 신기능 지표로서 널리 측정되고 있다.

➡ 증가: 신기능 장애. 신부전, 요로폐색, 탈수증

➡ 감소: 간부전, 임신, 저단백식

(8) UUN (Urine Urea Nitrogen)

① 분류번호, 보험코드: **나373, C3730**

② 검사항목: **UUN (Urine Urea Nitrogen)**

③ 검체(mL): 24U 5.0 (축뇨량 기입)

검체용기: 24U 채뇨봉투

④ 참고치: 9.3~16.0 g/day

⑤ 혈중 비단백성 질소의 약 2/3는 BUN이다. 이밖의 NPN은 uric acid, creatinie, creatine, amino acid, ammonia에서 유래하는 질소성분이 있다. NPN과 BUN은 나란히 변동하므로 신기능 지표로서 널리 측정되고 있다.

➡ 증가: 신기능 장애. 신부전, 요로폐색, 탈수증

➡ 감소: 간부전, 임신, 저단백식

(9) Creatine

① 분류번호, 보험코드: **나377, C3770**

② 검사항목: **Creatine**

③ 검체(mL): S 1.0, 24U 10.0 (축뇨량 기입)

검체용기: SST, 24U 채뇨봉투

④ 참고치

혈청	M: 0.15~0.70	F: 0.35~0.95 mg/dL
소변	M: 10~40	F: 10~80 mg/dL

⑤ Creatine은 arginine, glycine 및 methionine의 3가지 아미노산으로 간 및 신장에서 transamidinase와 methyltransferase에 의해 합성되어 혈중으로 유입된다.

➡ 증가: 근이영양증, 다발성 근염, 갑상선기능항진증

➡ 감소: 갑상선기능저하증, 간장애

(10) Creatinine

① 분류번호, 보험코드: **나375, C3750**

② 검사항목: **Creatinine**

③ 검체(mL): S 0.5, 24U 5.0 (축뇨량 기입)

검체용기: SST

④ 참고치

혈청: 0.5~12 mg/dL

소변: 1.0~1.5 g/day

⑤ Creatine은 신사구체에서 배설되고, 세뇨관에서 재흡수되지 않는다. 그러므로 혈중 creatine 농도는 신장의 배설기능에 관련이 있기 때문에 신혈류량 감소, 신사구체 여과치(GFT)가 감소할 경우에 증가한다.

➡ 증가: 신부전, 뇨독증, 울혈성 심부전, 말단거대증

➡ 감소: 중증 근이영양증

(11) Creatinine Clearance Test (C_{CR} Test)

① 분류번호, 보험코드: **나376, C3760**

② 검사항목: **Creatinine Clearance Test (C_{CR} Test)**

③ 검체(mL): S 0.5 & 24U 10.0 (24U 축뇨량 기입)

검체용기: SST, 24U 채뇨봉투

④ 참고치: 70~130 mL/min

⑤ 혈중 어떤 물질이 신장에서 배설되는 경우에 1분간 요분비로 그 물질이 혈중에서 clear되는 혈액량 또는 혈장량을 나타내며, 신장기능 중에서도 사구체 기능검사에 이용된다.

➡ 증가: 급성신염, 신부전, 쇼크, 세뇨혈관압상승 질환

(12) Microalbumin

① 분류번호, 보험코드: **나230, C2302**

② 검사항목: **Microalbumin**

③ 검체(mL): RU or 24U 10.0 (24U 축뇨량 기입)

검체용기: 플라스틱 pain tube, 24U 채뇨봉투

④ 참고치

Day urine: ≤20.8 μg/min

Rendome urine: ≤20 μg/mL

⑤ 요 중 단백의 검출은 이미 신장의 조직학적 변화가 나타나고 병변이 어느 정도 진행된 경우가 많은데, 뇨단백이 검출되기 전에 microalbumin을 측정하는 것은 조기 신증을 진단하는 데 필수 검사이다.

➡ 당뇨병성 신증 진전을 알리는 위험인자

1. 나230 미량알부민검사는 다음에 해당되는 환자로서 요일반검사(나1 또는 나3)에서 요단백이 검출되지 아니하여 실시한 경우에 인정함.
   가. 당뇨병성 신증이 의심되는 당뇨병 환자
   나. 심혈관계 합병 위험인자(비만, 당뇨, 고지혈증, 뇌졸중 등)가 있는 고혈압환자
2. 아울러, 동 검사는 정성검사를 우선 실시함을 원칙으로 하되, 진료상 반드시 필요한 경우에는 정량검사를 우선 실시할 수 있음.

(13) Myoglobin

① 분류번호, 보험코드: **나384, C3842005**

② 검사항목: **Myoglobin**

③ 검체(mL): S 0.5, RU 5.0

검체용기: 플라스틱 plain tube

④ 참고치

혈청: 6.0~80.0 g/mL

소변: ≤17.93 ng/mL

⑤ Myoglobin은 주로 심근, 골격근 세포의 세포질에 존재한다. 근세포가 장애를 받으면 Mb은 혈중에 유출되고 요중에도 Mb형태로 배설된다. 따라서 급성심근경색증 또는 근이영양증, 근염 등의 신경근 질환에서 고농도를 나타낸다. Mb은 CK보다 신속하게 혈중으로 유출되므로 보다 조기진단에 유용하다. 심근경색 후 1~3시간이내 혈중농도 증가하고, 7~10시간에 최고에 도달한다.

➡ 증가: 급성심근경색, 근이영양증, 피부근염, 갑상선기능항진증

심사지침

신이식술 전·후로 실시한 β2-Microglobulin 검사 인정횟수

나223 β2-Microglobulin 검사는 신이식술 후 급성 거부반응을 알 수 있는 지표로 주 3회 인정하고, 신이식술 전에는 기준 설정을 위해 1회 실시함을 원칙으로 함.

(14) Protein, Total(S)

① 분류번호, 보험코드: **나220, C2200**

② 검사항목: **Protein, Total(S)**

③ 검체(mL): S 0.5

검체용기: SST

④ 참고치: 6.5~8.5 g/dL

⑤ 혈중 6.0 g/dL 이하를 저단백혈증, 8.5 g/dL 이상을 고단백혈증이라고 한다. 총단백농도가 기준범위라면 단백의 혈중 농도를 규정하는 인자인 합성, 이화, 체내분포, 체외상실 등에서 큰 이상이 없는 것으로 일단 판단할 수 있다.

➡ 증가: 탈수, 만성감염증, 만성간장애, 간경변, 골수종, 교원병

➡ 감소: Nephrosis증후군, 단백누출성 위장증

(15) Protein, Total(CSF)

① 분류번호, 보험코드: **나220, C2200**

② 검사항목: **Protein, Total(CSF)**

③ 검체(mL): CSF 2.0

검체용기: 플라스틱 plain tube

④ 참고치: 15~40 mg/dL

⑤ CSF의 총단백량은 혈청 단백의 0.5%로 50 mg/dL 이상은 병적 증가를 의미한다. CSF단백의 주성분은 albumin으로 정상 CSF에는 globulin이 검출되지 않는다.

➡ 증가

염증성 병변: 화농성 수막염, 유행성 수막염

출혈성 병변: 뇌출혈, 지주막하출혈

(16) Protein, Total(U)

① 분류번호, 보험코드: **나220, C2200**

② 검사항목: **Protein, Total(U)**

③ 검체(mL): RU or 24U 5.0 (24U 축뇨량 기입)

검체용기: 플라스틱 plain tube, 24U 채뇨봉투

④ 참고치

Day urine: ≤150 mg/day

Random urine: ≤12 mg/dL

⑤ 단백뇨는 신장장애에서 볼 수 있는 것으로 사구체 장애로 인하여 혈중 단백이 누출되 사구체성 단백뇨와 세뇨관 장애로 재흡수 능력의 저하로 인하여 저분자단백이주성분인 세뇨관성 단백뇨가 있다. 이들의 감별은 뇨단백 분획을 함으로써 가능하다.

➡ 증가: 급·만성 신장염, 신증후군, 신정맥혈전증, 요로계 감염증, 요로결석증

(17) Troponin-I (TnI)

① 분류번호, 보험코드: **나394, C3942**

② 검사항목: **Troponin-I (TnI)**

③ 검체(mL): S 1.0

검체용기: SST

④ 참고치: ≤1.0 ng/mL

⑤ Troponin-I는 심근의 구성단백으로 근육수축을 조절한다.

- 심근경색의 조기진단의 지표로 유용하다.
- 장기간의 진단지표-장기간의 결쳐 고농도로 존재한다.

- 미소경색의 지표 - 자각증상도 없고 심전도에서 나타나지 않는 작은 경색에서도 검출이 용이하다.

➡ 심근경색, 심근염

(18) Troponin-T (TnT)

① 분류번호, 보험코드: **나394, C3941**

② 검사항목: **Troponin-T (TnT)**

③ 검체(mL): S 1.0

검체용기: SST

④ 참고치: ≤0.100 ng/mL

⑤ Troponin-T는 심근수축에 관여하는 구조 단백이다.

- 급성심근경색(AMI) 발작 후 3~5시간에 고농도로 존재한다.
- 불안정 협심증의 사고예지를 할 수 있다.

➡ 심근경색, 심근염

심사지침

Troponin-T, Troponin-I, CK-MB검사 동시 실시시 인정여부 (2007-05-28)

1. 나394가 Troponin-T와 나394나 Troponin-I는 심근경색의 조기진단을 위한 동일 목적의 검사이므로, Troponin-T와 Troponin-I검사를 동시 실시했을 때는 1종목만 인정함.
2. Troponin-T와 I는 심근경색의 유무판정을 위한 검사이고, CK-MB는 심근의 변화를 보는 검사이므로, 심근경색의 초기진단시는 Troponin-T 또는 I와 CK-MB검사의 동시 실시를 인정하나, 진단이후의 추적검사시에는 CK-MB검사 또는 Troponin-I검사 1종만 인정함.

(19) Uric Acid

① 분류번호, 보험코드: **나378, C3780**

② 검사항목: **Uric Acid(요산)**

③ 검체(mL): S 1.0

검체용기: SST

④ 참고치: 2.4~7.0 mg/dL

⑤ 핵산 중 purine 염기의 최종 대사산물이며, 요산의 생리적인 변동은 여러 가지 환경인자의 영향을 받는다.

➡ 증가: 통풍, 신부전, 백혈병, 악성종양

➡ 감소: 세뇨관 재흡수 장애, 임신

심사지침

전기화학적 방법(Electrochemistry)을 이용한 혈액검사(응급 진단목적으로 혈액내의 가스(P_{CO_2}, P_{O_2}), Electrolyte, BUN, Glucose, Hct, Hb, Lactate 검사를 간단한 장비를 이용하여 시행하는 현장검사) (2012-11-27)

실시한 검사의 종류에 따라 해당 검사료의 소정점수를 산정함.

① 나379-가 소디움

② 나379-나 포타슘

③ 나379-다 염소

④ 나379-바 이온화칼슘

⑤ 나373 요소질소

⑥ 나371-가 반정량

⑦ 나381-가 혈액 PH

⑧ 나381-마 혈액가스분석

⑨ 나102 헤마토크리트 등

단, 혈색소(Hemoglobin) 검사결과는 계산에 의해 산출되므로 제2장 [산정지침](1)항에 의거, 검사료를 산정하지 아니함.

(20) Uric Acid

① 분류번호, 보험코드: **나378, C3780**

② 검사항목: **Uric Acid**

③ 검체(mL): 24U 10.0 (축뇨량 기입)

검체용기: 24U 채뇨봉투

④ 참고치: 400~1000 mg/dL

⑤ 위의 나378와 동일

➡ 증가: 통풍, 신부전, 백혈병, 악성종양

➡ 감소: 세뇨관 재흡수 장애, 임신

1 효소 활성 검사

(1) ACP (Acid Phosphatase)

① 분류번호, 보험코드: **나260, B2601**

② 검사항목: **ACP (Acid Phosphatase)**

③ 검체(mL): S 0.5

검체용기: SST

④ 참고치: ≤7.3 U/L

⑤ Phosphatase는 phosphatase ester를 가수분해하는 효소로 Acp는 pH 5 정도에 잘 작용하고 pH 10 정도에서 잘 작용하는 alkaline phosphatase의 두 종류가 있다. ACP는 전립선에 많이 포함되어 있어 전립선 질환이 있을 때 혈중에 증가한다. 그 밖에는 골질환, 혈액질환에서도 증가한다.

➡ 증가: 전립선암, 악성종양, 골수성 질환, 전립선 비대

(2) ADA (Adenosine Deaminase)

① 분류번호, 보험코드: **나272, B2721**

② 검사항목: **ADA (Adenosine Deaminase)**

③ 검체(mL): S 1.0

검체용기: SST

④ 참고치: 7.9~3.0 IU/L

⑤ ADA는 purine 대사경로에 관여하는 효소로 핵산의 구성 성분으로서 세포의 증식 또는 기능을 유지하는 데 중요한 역할을 한다. 사람 장기에도 널리 분포하는 데 흉선, 비장, 림프절, 편도 등의 림프계 조직은 높은 활성을 보인다.

➡ 증가: 지방간 이외의 간질환, 풍진, 결핵, 혈액질환

➡ 감소: ADL결손증(중증 복합면역 부전증)

(3) ALP (Alkaline Phosphatase)

① 분류번호, 보험코드: **나260, B2602**

② 검사항목: **ALP (Alkaline Phosphatase)**

③ 검체(mL): S 0.5

검체용기: SST

④ 참고치

성인: 103~335 IU/L

소아(성장기): 성인의 2~4배

⑤ ALP는 간담도계 질환, 골질환 등에서 증가하며 임상적 의의는 크다. 간담도 질환에서 ALP가 증가하는 것은 담관계에 병변이 파급된 경우이고, 골질환으로 인한 ATP 증가는 골신생이 있는 경우이며 주로 골파괴가 일어나는 질환에서도 증가한다. 그러나 골파괴에 수반하여 골신생이 없는 경우에는 증가하지 않는다.

➡ 증가: 간내 담즙울체일 때 크게 증가한다. 급성간염, 간암, 담도암, 골질환, 소아, 임신, 성장기 청소년

➡ 감소: 선천성 hypophosphatasia

(4) AST (Serum Glutamic Oxaloacetic Transaminase, sGOT)

① 분류번호, 보험코드: **나257, B2570**

② 검사항목: **AST (Serum Glutamic Oxaloacetic Transaminase, sGOT)**

③ 검체(mL): S 0.5(용혈-부적합검체)

검체용기: SST

④ 참고치: 10~40 IU/L

⑤ AST, ALT의 증가는 세포장애 정도와 비교적 상관성이 좋을 뿐만 아니라 다른 혈중 효소에 비하여 예민하게 변동한다. 특히 조직에 농도가 현저하게 높고, 혈중으로도 유출이 쉬운 혈행 구조를 갖고 있는 심근, 간, 근육, 혈구에 장애가 있으면 증가한다.

➡ AST 증가: 전격성 간염, 급성간염(초기), 급성순환부전, 알코올성 간염, 담즙울체,

심근경색, 근질환, 용혈성 질환, 지방간, 간경변, 간암

➡ ALT 감소: 만성간염, 급성간염(진행기), 쇼크를 동반한 심근경색, 지방간, 간장애

➡ 증가: 급성간염, 심근경색, 근질환, 악성종양, 폐쇄성 황달, 알코올성 간염

➡ 감소: 간괴사

(5) ALT (Serum Glutamic Pyruvic Transaminase, sGPT)

① 분류번호, 보험코드: **나258, B2580**

② 검사항목: **ALT (Serum Glutamic Pyruvic Transaminase, sGPT)**

③ 검체(mL): S 0.5(용혈 - 부적합검체)

검체용기: SST

④ 참고치: 6~40 IU/L

⑤ 위의 나257와 동일

➡ AST 증가: 전격성 간염, 급성간염(초기), 급성순환부전, 알코올성 간염, 담즙울체, 심근경색, 근질환, 용혈성 질환, 지방간, 간경변, 간암

➡ ALT 감소: 만성간염, 급성간염(진행기), 쇼크를 동반한 심근경색, 지방간, 간장애

➡ 증가: 급성간염, 심근경색, 근질환, 악성종양, 폐쇄성 황달, 알코올성 간염

➡ 감소: 간괴사

(6) Amylase

① 분류번호, 보험코드: **나261, B2611**

② 검사항목: **Amylase**

③ 검체(mL): S 1.0, 24U 10.0 (축뇨량 기입)

검체용기: SST, 24U 채뇨봉투

④ 참고치: 10~110 IU/L, ≤200 U/hr

⑤ Amylase는 전분이나 glycogen같은 다당류의 glycoside결합을 maltose까지 가수분해하는 효소로 주요 생산 장기는 췌장과 타액선이다.

➡ 혈청 & 요 증가: 췌장질환, 타액선 질환, 간·담도 질환, 소화성 궤양의 천공

감소: 체장질환 말기, 당뇨병, 간경변, 만성소모성 질환

➡ 혈청 증가: Macroamylase혈증, 신부전

(7) CK-MB

① 분류번호, 보험코드: **나264, B2640**

② 검사항목: **CK-MB**

③ 검체(mL): S 1.0

검체용기: SST

④ 참고치: ≤ 25 IU/L

⑤ CK-MB는 M 및 B양 subunit의 혼합형으로 전기영동에서 α2-globulin영역으로 이동하고 주로 심근에 고농도로 존재한다.

➡ 증가: 급성심근경색, 심근염, 근 dystrophy, 다발성 근염

(8) CPK (Creatine Phosphokinase)

① 분류번호, 보험코드: **나263, B2630**

② 검사항목: **CPK(Creatine Kinase)**

③ 검체(mL): S 0.5

검체용기: SST

④ 참고치: 38~176 IU/L

⑤ CPK는 creatine phosphatase의 합성 분해를 촉매하는 반응에 관여한다. CPK는 생체내 골격근, 심근, 뇌 및 평활근에 고농도로 조재하고 기타 조직 및 장기에는 거의 존재하지 않는다.

➡ 증가: 근질환(진행성 근이영양증, 다발성 근염), 신경근 질환(Kugeberg-Welander병, 근위축성 측삭경화증), 중추신경계 질환(뇌혈관 장애의 급성기, 수막뇌염, Reye 증후군), 알코올중독, 심질환, 갑상선기능저하증

➡ 감소: 갑상선기능항진증, SLE

심사지침

심근경색증의 진단시 CK-MB, 마이오글로빈, 트로포닌 T 또는 트로포닌 I 검사 동시 실시의 적정성 여부에 대하여

심의내용

- 심근경색을 진단하기 위해 Troponin(T 또는 I), CK-MB, Myoglobin 등의 검사가 실시되고 있으나 최근 국내·외 교과서 등에서 Troponin(T 또는 I)과 CK-MB 검사가 민감도 및 특이도가 우수하여 유용한 검사로 확인되고, Myoglobin은 근손상 1~2시간 내에 발출되어 심근경색시 가장 초기의 지표가 되지만 심근에 대한 특이도가 낮고 심근경색 진단시에 Troponin(T 또는 I), CK-MB 외에 Myoglobin를 추가로 실시하는 것에 대한 관련 근거가 부족하여 진단적 가치가 높다고 보기 어려움.
- 따라서, 심근경색의 초기 진단시 Troponin(T 또는 I), CK-MB, Myoglobin 3종을 일률적으로 실시하는 것은 타당하지 않으므로 현행 인정기준(고시 제2007-46호, '07.6.1 시행)에 의거 Troponin(T 또는 I)과 CK-MB검사 2종을 실시하는 것이 바람직할 것임.

(2008.9.8 진료심사평가위원회)

(9) LDH (Lactate Dehydrogenase, 유산탈수소효소)

① 분류번호, 보험코드: **나259, B2590**

② 검사항목: **LDH (Lactate Dehydrogenase, 유산탈수소효소)**

③ 검체(mL): S 0.5, CSF 1.0

검체용기: SST

④ 참고치: 230~460 IU/L, 5~40 IU/L

⑤ LDH는 장기분포가 넓고 가용성 분획이므로 이 효소활성이 증가하는 것은 생체내 어느 장기에 세포파괴가 있어 혈중에 유출하는 것인지를 추정하는 데 이용된다. 즉 장기 손상의 비특적 marker이며 종양세포에서는 다량의 LDH가 생성되기도 하므로 악성 종양의 존재 여부를 추정하는 데도 이용된다. 신생아는 성인의 약 2배이며 점차 감소하여 사춘기 이후에는 성인치가 된다.

➡ 증가: 용혈성 빈혈, 악성빈혈, 발작성 야간혈색소뇨증, 심근경색, 급성간염, 악성프

종, 대장암, 운동 후

➡ 감소: H subunit 결손 및 보인자, 면역억제제 투여

(10) Lipase

① 분류번호, 보험코드: **나262, B2621**

② 검사항목: **Lipase**

③ 검체(mL): S 0.5, RU 10.0

검체용기: SST

④ 참고치: 13~60 U/L, 미실정 U/L

⑤ 췌장 선방세포에서 생산되어 췌장액으로 분비되는 당단백으로 생리적으로는 지방을 분해하여 지방산을 소화, 흡수하는 데 중요한 역할을 담당한다.

➡ 증가: 급·만성 췌장염, 췌장암, 간경변, 신부전, 소화성 궤양

➡ 감소: 췌장적출, 만성췌장염

(11) Pancreatic Amylase

① 분류번호, 보험코드: **나261, B2612**

② 검사항목: **Pancreatic Amylase**

③ 검체(mL): S 0.5

검체용기: SST

④ 참고치: 15~53 IU/L

⑤ 혈청 및 요 amylase는 주로 췌장과 타액선에서 유래한다. 총 amylase를 측정하는 것만으로는 진단적 가치가 적기 때문에 췌장형 amylase만을 측정하기 때문에 췌장증 질환을 감별할 수 있다.

➡ 증가: 췌장질환

(12) γ-GTP (γ-Glutamyl transferase, GGT)

① 분류번호, 보험코드: **나271, B27100**

② 검사항목: **γ-GTP (γ-Glutamyl transferase, GGT)**

③ 검체(mL): S 0.5

검체용기: SST

④ 참고치: ≤ 58 U/L

⑤ γ-GTP는 γ-glutamyl cycle 중에서 유일한 막결합 효소로 amino산의 재흡수, 수송 또는 glutathione 대사에 관여하여 각종 amino산의 세포내 취입 등의 생리적 역할을 수행하는 것으로 이해하고 있다. 실제로 γ-GTP는 신장, 췌장, 간조직 순으로 활성이 높고, 간/담도계 질환에 특이적이어서 다른 질환에서 증가하는 경우 드물다.

➡ 증가: 담도폐색, 약제성 간염, 간암, 만성간염, 알코올성 간장애

07 지질, 영양 관련 검사

(1) Cholesterol, Total

① 분류번호, 보험코드: **나241, C2411**

② 검사항목: **Cholesterol, Total**

③ 검체: S 0.5

검체용기: SST

④ 참고치: mg/dL

≤200 Desirble

200~239 Borderine high

＞240 High

⑤ 인지질과 함께 세포막 성분으로, 그리고 각종 steroid hormone을 위시하여 hormone 생산의 원료나 담즙산의 전구체로 중요한 지질이다. Cholesterol의 측정은 ① 간의 합성 분비상태 ② 담도폐색 ③ 장관의 흡수상태나 영양상태 ④ 지질대사 이상 ⑤ 동맥경화의 위험성 예지

➡ 증가: 가족성 고치혈증, 간세포성 질환, 신증후군, 폐색성 황달, 갑상선기능저하증

➡ 감소: 간장애, Tangier병, 갑상선기능항진증, 영양장애

(2) Ester Cholesterol

① 분류번호, 보험코드: **나241, C2412**

② 검사항목: **Ester Cholesterol**

③ 검체: S 0.5

검체용기: SST

④ 참고치: 90~175 mg/dL

⑤ 혈중 지방산과 ester결합을 한 Cholester형이 70%, 30% free형으로 존재한다.

➡ Cholesterol, ester 증가: 신증후군, 간질환, 갑상선기능저하증

감소: LCAT결손증, 갑상선기능항진증

➡ Cholesterol, free 증가: 고지혈증, 동맥경화
감소: β-lipoprotein혈증, 갑상선기능항진증

(3) Free Fatty acid(유리지방산)

① 분류번호, 보험코드: **나245, C2450**

② 검사항목: **Free Fatty acid**

③ 검체: S 0.5
검체용기: SST

④ 참고치: 176~586 Eq/L

⑤ FFA는 albumim과 결합하여 자유롭게 혈중에 존재한다. 혈중 지질의 2% 이하로 심근 에너지의 60%를 담ㅓ당하고, 각종 호르몬에 의해 조절된다.

➡ 증가: 당뇨병, 급성간염, 간경변, 갑상선기능항진증, Cushing증후군, 허혈성 심질환

➡ 감소: 갑상선기능저하증, 뇌하수체기능저하증, Insulinoma, Addison병

(4) HDL-Cholesterol

① 분류번호, 보험코드: **나242, C2420**

② 검사항목: **HDL-Cholesterol (High density lipoprotein cholesterol)**

③ 검체: S 0.5
검체용기: SST

④ 참고치: 40~60 mg/dL

⑤ HDL은 간 및 소장에서 합성되어 혈중으로 유출되고 지단백중 가장 큰 비중을 나타내는 분획이다. 항동맥경화 작용이 있어서 관상동맥 질환의 방어인자로 중요하다.

➡ 증가: 가족성 고HDL혈증, 알코올 섭취

➡ 감소: 동맥경화, LCAT결손증, Nephrosis증후군, Tangier병

(5) LDL-Cholesterol

① 분류번호, 보험코드: **나243, C2430**

② 검사항목: **LDL-Cholesterol (Low density lipoprotein cholesterol)**

③ 검체: S 0.5
검체용기: SST

④ 참고치: mg/dL

≤130 Desirable

130~159 Borderine high

>160 High

⑤ 혈액내 약 7%의 콜레스테롤은 이 LDL에 의하여 운반된다. LDL 콜레스테롤이 심장병이나 동맥경화를 촉진하는 인자로 알려진 이유는 많은 양의 콜레스테롤을 함유하고 있기 때문이다.

➡ 증가: 고지혈증, 동맥경화

(6) Phospholipid(인지질)

① 분류번호, 보험코드: **나244, C2242**

② 검사항목: **Phospholipid**

③ 검체: S 0.5

검체용기: SST

④ 참고치: 150~250 mg/dL

⑤ 체중의 약 1%를 차지하고 뇌, 간, 혈액 등에 5~10% 정도 분포되어 있으며, 콜레스테롤 등과 더불어 세포막의 구성성분으로 에너지원이 된다. 인지질은 혈청 cholesterol 농도와 거의 평형하게 변동한다.

➡ 증가: 가족성 고Lipo단백혈증, 폐색성 황달, 갑상선기능저하증, 신증후군

➡ 감소: β-lipo단백결손증, 간경변, 갑상선기능항진증

(7) Total Lipid(총지질)

① 분류번호, 보험코드: **나244, C2241**

② 검사항목: **Total Lipid**

③ 검체: S 0.5

검체용기: SST

④ 참고치: 400~800 mg/dL

⑤ 총지질이란 콜레스테롤, 중성지방, 인지질 등의 지질성분의 총화를 말한다.

➡ 증가: 본태성 고지혈증, 당뇨병, 갑상선기능저하증

➡ 감소: 간 실질장애, 간경변, 갑상선기능항진증

(8) TG (Triglyceride, 중성지방)

① 분류번호, 보험코드: **나244, C2443**

② 검사항목: **TG**

③ 검체: S 0.5

검체용기: SST

④ 참고치: mg/dL

≤150 Desirable

150~199 Borderilne high

⑤ 보통식이 가운데 지방이 차지하는 비율은 작지만 식이 중 총지방의 95% 이상이 중성지방이다. Glycerol 1, 2, 3분자의 지방산이 ester결합한 것으로 CM, VLDL의 주요성분으로 존재한다. 보통 외인성 TG의 증가는 식사에 의한 것이고, 내인성 TG의 증가는 TG의 합성 증가와 말초조직의 처리능 저하를 의미한다.

➡ 증가: 가족성 고Lipoprotein혈증, 가족성 HDL lipoprotein결손증, 당뇨병, 동맥경화

➡ 감소: β-lipoprotein결손증, 갑상선기능항진증, 간경변, 흡수부전증후군

(9) Glucose

① 분류번호, 보험코드: **나371, C3711**

② 검사항목: **Glucose**

③ 검체: NaF 1.0

검체용기: NaF tube

④ 참고치: 70~120 mg/dL

⑤ 혈중 glucose는 혈액에 당의 공급과 소비로 조절된다. 혈당저하 호르몬은 insulin이며, 이의 길항 호르몬은 glucose이다. 임상적으로 고혈당을 보이는 경우 당뇨병이 의심되지만 다른 생태에서도 고혈당을 나타내는 경우가 있다.

➡ 증가: 당뇨병, 내당장애, 갑상선기능항진증, Insulin receptor의 이상

➡ 감소: Insulinoma, 간경병, 간암

(10) GTT (Glucose tolerance test, 당부하검사)

① 분류번호, 보험코드: **나371, C3711**

② 검사항목: **GTT (Glucose tolerance test, 당부하검사)**

③ 검체: NaF P1.0

검체용기: NaF tube

④ 참고치: 140 이하 mg/dL

⑤ 임산부들의 임신성 당뇨병을 진단하기 위한 선별검사이다.

(11) GTT(75 g)

① 분류번호, 보험코드: **나693, F6932**

② 검사항목: **GTT(75 g)**

③ 검체: 시간대별 NaF P 각각 1.0 총 5개

검체용기: NaF tube

④ 참고치: ma/dL

FBS: 70~120

PP 30 min: 110~170

PP 60 min: 120~170

PP 90 min: 100~140

PP 120 min: 70~120

⑤ 당뇨병은 공복시 혈당이 140 mg/dL 이상이고, 식후 2시간 혈당치가 200 mg/dL 이상인 경우 당뇨병으로 진단하지만 혈당이 140 mg/dL 이하라도 당대사 이상이 있는 경우가 있으므로 당부하시험으로 진단한다.

➡ 증가: 당뇨, 쿠싱증후군, 급성췌장염, 갈색세포종

➡ 감소: 고Insulin혈증, 부신피질기능저하

(12) GTT(100 g): Pregnant Woman

① 분류번호, 보험코드: **나693, F6932**

② 검사항목: **GTT(100 g): Pregnant Woman**

③ 검체: 시간별대 NaF P 각각 1.0 총 4개

검체용기: NaF tibe

④ 참고치: ma/dL

FBS: 70~120

PP 60 min: 70~190

PP 120 min: 70~165

PP 180 min: 70~145

⑤ 당뇨병은 공복시 혈당이 140 mg/dL 이상이고, 식후 2시간 혈당치가 200 mg/dL 이상인 경우 당뇨병으로 진단하지만 혈당이 140 mg/dL 이하라도 당대사 이상이 있는 경우가 있으므로 당부하시험으로 진단한다.

➡ 증가: 당뇨, 쿠싱증후군, 급성췌장염, 갈색세포종

➡ 감소: 고Insulin혈증, 부신피질기능저하

(13) Hb A1c

① 분류번호, 보험코드: **나382, C3825**

② 검사항목: **Hb A1c (Hemoglobine A1c, 당화혈색소)**

③ 검체: EDTA WA 3.0

검체용기: EDTA tube

④ 참고치

Hb A1c: 4.4~6.3%

MBG mg/dL

DM Control

- Good: <7.0
- Falr: 7.0~10.0
- poor: >10.0

⑤ Hb A1c는 고혈당 상태 하에서 비효소적으로 당과 결합반응이 진행하여 생긴 것으로 당뇨병 환자에서 고농도를 나타낸다. 공복시 혈당이나 1일 평균 혈당치 또는 요당치와 좋은 상관성을 보이며 측정시부터 1~3개월간의 혈당조절 상태를 잘 반영한다.

➡ 증가: 당뇨병, 신부전증, 알코올중독, 연중독, Bilirubin혈증

➡ 감소: 용혈성 빈혈

(14) Hyaluronic Acid

① 분류번호, 보험코드: **너345, CY343**

② 검사항목: **Hyaluronic Acid**

③ 검체: S 0.5

검체용기: SST

④ 참고치: 75 이하 ng/mL

⑤ 뮤코다당체로 안초자체, 제대, 관절, 피부, 연고 등에 많으며 대표적 질환으로는 간경변의 지표로 정상치의 10~100배로 증가한다. 또한 원발성 담즙성 간경변의 진행도, 간이식 후의 거부반응, RA 등의 염증성 질환에도 증가한다.

➡ 증가: 만성간염, 간경변, 류마티스성 관절염, 패혈증

(15) Ketone Body 정성

① 분류번호, 보험코드: **나386, C3860**

② 검사항목: **Ketone Body 정성**

③ 검체: RU 5.0

검체용기: 플라스틱 plain tibe

④ 참고치: Negative

⑤ 뇨중 ketone body의 특징으로 3-OH butyrate는 세뇨관에서 재흡수가 크기 때문인지 acetoacetic acid가 주체를 이룬다. 그러나 ketosis가 커지면 혈중 3-OHBA가 주로 증가하여 3-OHBA/AcAc비가 증가하지만 요에서는 AcAc가 주로 증가하는 경우가 많다.

➡ 증가: 당뇨병성 케톤산증

08 전해질 검사

(1) Ca^{++} (Ionized Ca, Ca^{2+})

① 분류번호, 보험코드: **나379, C3796**

② 검사항목: **Ca^{++} (Ionized Ca, Ca^{2+})**

③ 검체: S 0.5

검체용기: SST

④ 참고치: 0.690~1.400 mmol/L

⑤ Ca는 생체 내에 약 1 kg 정도 존재하는데 그중 99.9%는 뼈에, 나머지 0.1%는 세포외액 중에서 평형상태를 유지하고 있다. 세포내 Ca는 세포외액의 약 1/1000 정도를 세포 상호작용, 혈액응고, 신경전달, 근수축, 호르몬 자극전달 등 중요한 기능을 담당한다. 섭취량의 20~30%가 소장에서 흡수되며 흡수량과 거의 같은 양이 요중으로 배설된다. 혈중의 Ca는 절반은 albumin과 결합해서 존재하며 나머지는 이온화 상태로 세포에 작용한다. 이온화 Ca농도는 산/염기 평형장애 판단자료를 제공한다. Ca와 관련된 호르몬으로는 PTH, calcitonin, Vit. D가 있다.

➡ 증가: 부갑상선항진증, Vitamin D 중독, Ca의 장내 흡수 증가, 골의 급격한 파괴, 급성불용성 골위축

➡ 감소: 부갑상선기능저하증

(2) Calcium (Ca)

① 분류번호, 보험코드: **나379, C3795**

② 검사항목: **Calcium (Ca)**

③ 검체: S 0.5, 24U 5.0

검체용기: SST

④ 참고치

혈청: 8.1~10.5 mg/dL

소변: 50~300 mg/day

⑤ 위의 나379, C3796와 동일

(3) Chloride(Cl 염소)

① 분류번호, 보험코드: **나379, C3793**

② 검사항목: **Chloride(Cl 염소)**

③ 검체: S 0.5, 24U 5.0

검체용기: SST

④ 참고치

혈청: 97~110 mmol/L

소변: 110~250 mmol/day

⑤ 생체 내 Cl은 주로 세포외액에 존재하며, 식염으로 섭취되는 대부분은 소변으로 일부는 EKa 및 대변으로 배설된다. 새포외액량의 변화는 Cl 평형에 의하여 정확하게 알 수 있으므로 수분, Na평형이상을 치료하는 데 유용한 정보를 제공한다.

➡ 증가: 탈수증, 세뇨관성 acidosis, 만성신염, 호흡성 alkalosis

➡ 감소: 구토, 급성신부전, 이뇨제 투여

(4) CO_2 Total

① 분류번호, 보험코드: **나381, C3812**

② 검사항목: **CO_2 Total**

③ 검체: S 0.5

검체용기: SST

④ 참고치: 24~34 mmol/L

⑤ 산-염기 평형 관계 검토

(5) Iron (Fe, 철)

① 분류번호, 보험코드: **나249, C2490**

② 검사항목: **Iron (Fe, 철)**

③ 검체: S 1.0

검체용기: SST

④ 참고치: g/dL

남: 60~200

여: 55~180

⑤ 철을 Hb을 합성하기 위해서는 없어서는 안 되는 재료이다. 혈청 철은 transferrin과 결합되는 운송 도중의 철이며 저장상태에 있는 것이 아니므로 조직에서의 소비를 반영한다.

➡ 증가: 재생불량성 빈혈, 급·만성 간염, Hemochromatosis

➡ 감소: 철결핍성 빈혈, 만성출혈성 빈혈, 진성다혈증, 악성종양, 임신, 급성염증, 감염증

(6) Magnesium (Mg)

① 분류번호, 보험코드: **나379, C3797**

② 검사항목: **Magnesium (Mg, 마그네슘)**

③ 검체: S 0.5

검체용기: SST

④ 참고치

혈청: 1.70~2.55 mg/dL

소변: 60~207 mg/day

⑤ Mg는 생체내에서 Ca, Na, K 다음으로 많은 양이온 금속이다. 성인의 생체에는 20~28 g이 있는데 장기분로는 뼈 및 근육 이외에 대사활성이 큰 신경조직 및 심근, 간, 소화관, 신장, 외분비 및 내분비선, 림프조직 등에 많다.

고 Mg혈증	• 신장: 급·만성 신부전 • 내분비: Addison병, Cushing 증후군 • 소화기: 선천성 거대결장증, Mg함유 제산제 • 악성종양: 만성림프구성 백혈병, 다발성 골수종, 림프종
저 Mg혈증	• 신장: 신우신염, 신염증후군 • 내분비: 갑상선 기능항진증, 당뇨병 • 소화기: 만성설사, 소장절제, 지방설사, alcohol 중독성, 구토, 설사 • 악성종양: 골용해성 악성종양, 부신피질암, 위암, 만성골수성 백혈병 • 뇌신경: Eclampia, Parkincon병, Hashimoto병, Dystrophy증 • 순환기: 죽상동맥경화증

(7) Osmolality

① 분류번호, 보험코드: **나380, C3800**

② 검사항목: **Osmolality(S, 황)**

③ 검체: S 1.0

검체용기: SST

④ 참고치: 285~295 mOsm/kgH_2O

⑤ 삼투압 물질을 전해질, Glucose, Urea 등인데 삼투압 조절계의 어딘가에 이상이 생겼을 때 그 이상을 검출, 감별진단, 경과관찰 용질농도의 이상증가, 탈수로 인한 농축검출, 감별진단, 경과관찰 목적으로 삼투압을 측정한다.

➡ 증가: 고 Na혈증, 고혈당

➡ 감소: 저 Na혈증, Na결핍

(8) Phosphorus (P, 인)

① 분류번호, 보험코드: **나379, C3794**

② 검사항목: **Phosphorus (P, 인)**

③ 검체: S 0.5, 24U 5.0

검체용기: SST

④ 참고치

혈청: 2.5~5.0 mg/dL

소변: 400~1300 mg/day

⑤ 인은 모든 세포의 중요한 구성 성분이면서 에너지 대사, 근수축, 조직으로의 산소 공급 등에 관여한다. 세포내 유기인산 화합물로서 세포내 음이온의 주요한 위치를 차지한다.

➡ 증가: 급·만성 신부전, Vit.D 중독, 특발성 부갑상선기능저하증

➡ 감소: 구루병, 원발성부갑상선 기능항진증, Vit. D결핍증

(9) Potassium (K, 칼륨)

① 분류번호, 보험코드: **나379, C3792**

② 검사항목: **Potassium (K, 칼륨)**

③ 검체: S 0.5, 24U 5.0

검체용기: SST

④ 참고치

혈청: 3.0~5.5 mmol/L

소변: 25~125 mmol/day

⑤ 세포내에 대량 존재하는 양이온으로 체내 총 K량 98%가 세포내에 분포되어 있고, 혈청 총 K량은 체내 총 K량의 1% 이하에 불과하지만 혈청 K는 Na과 달리 그 증감이 어느 정도 정확하게 체내 총 K의 증감을 반영한다.

➡ 증가: 급성신부전, 항 Aldoseterone제 투여, Addison병

➡ 감소: 빈번한 설사, 구토, Cushing증후군

(10) Sodium (Na)

① 분류번호, 보험코드: **나379, C3791**

② 검사항목: **Sodium(Na)**

③ 검체: S 0.5, 24U 5.0

검체용기: SST

④ 참고치

혈청: 135~145 mmol/L

소변: 40~220 mmol/day

⑤ Na는 세포외액의 주요 양이온으로 채액량과 삼투압 조절에 중요한 역할을 담당한다.

➡ 증가: 탈수증, 당뇨병, 뇨붕증, 원발성 aldosterone증, Cushing증후군

➡ 감소: 구토, 설사, 세뇨관성 acidosis, Addison병

※ Transferrin Saturation=Fe/TIBC×100

(11) TIBC

① 분류번호, 보험코드: **나250, C2500**

② 검사항목: **TIBC (Total Iron Binding Capacity, 총철결합능)**

③ 검체: S 1.0

검체용기: SST

④ 참고치

남: 250~410 mg/dL

여: 260~420 mg/dL

⑤ 철은 Transferrin과 1/3은 결합하여 존재하나 2/3은 불포화 상태로 존재한다. 혈청에 철을 가하여 어느 정도 더 결합할수 있는가를 측정하는 데 이것을 불포화 철결합능이라 하고 혈청철과 UIBC를 합친 것이 총철결합능이라 한다.

➡ 증가: 철결핍성 빈혈, 만성출혈성 빈혈, 진성다혈증, 급성간염

➡ 감소: 재생불량성 빈혈, 급성백혈병, 골수종, 간경변, 악성종양, 신장질환

※ TIBC = Iron + UIBC

(12) UIBC

① 분류번호, 보험코드: **나251, C2510**

② 검사항목: **UIBC (Unsaturated Iron Binding Capacity, 불포화철결합능력)**

③ 검체: S 1.0

검체용기: SST

④ 참고치

남: 130~300 mg/dL

여: 130~320 mg/dL

⑤ 위의 나250, C2500와 동일

➡ 증가: 철결핍성 빈혈, 만성출혈성 빈혈, 진성다혈증, 급성간염

➡ 감소: 재생불량성 빈혈, 급성백혈병, 골수종, 간경변, 악성종양, 신장질환

※ TIBC = Iron + UIBC

09 면역 · 혈청학(Immuno · Serology) 검사

1 간염검사

(1) HAV Ab lgG

① 분류번호, 보험코드: **나486, C4681**

② 검사항목: **HAV Ab lgG(A형 간염 바이러스)**

③ 검체: S 0.5

검체용기: SST

④ 참고치: Negative ＜1.00

⑤ HAV는 직경이 27 nm인 구형입자로 RNA virus에 속한다. HAV는 간에 대한 친화성이 강해 간에서 증식되는 virus로 음료수나 음식물이 오염되면 새로운 감염원이 된다.

➡ IgG양성: A형 virus 과거감염 및 면역상태

➡ IgM양성: A형 virus 최근감염

(2) HAV Ab IgM

① 분류번호, 보험코드: **나486, C4862**

② 검사항목: **HAV Ab IgM(A형 간염 바이러스)**

③ 검체: S 0.5

검체용기: SST

④ 참고치: Negative ＜0.08

⑤ 위의 나486, C4681와 동일

➡ IgG양성: A형 virus 과거감염 및 면역상태

➡ IgM양성: A형 virus 최근감염

(3) HBs Ag(정량)

① 분류번호, 보험코드: **나480, C4802**

② 검사항목: **HBs Ag(B형 간염 바이러스 항원)**

③ 검체: S 0.5

검체용기: SST

④ 참고치: Negative <0.05 IU/mL

⑤ 위의 나480, C4802005와 동일

➡ 양성: B형 보균자, 급·만성 B형 간염

(4) HBs Ag(정성)

① 분류번호, 보험코드: **나480, C4801**

② 검사항목: **HBs Ag(B형 간염 바이러스 항원)**

③ 검체: S 0.5 capliary 검체시 3개

검체용기: SST

④ 참고치: Negative

⑤ 위의 나480, C4802005와 동일

➡ 양성: B형 보균자, 급·만성 B형 간염

(5) HBs Ab(정량)

① 분류번호, 보험코드: **나481, C4812**

② 검사항목: **HBs Ab(B형 간염 바이러스 항체)**

③ 검체: S 0.5

검체용기: SST

④ 참고치: Negative <10.0 mU/mL

⑤ 위의 나481, C4811와 동일

(6) HBs Ab(정성)

① 분류번호, 보험코드: **나481, C4811**

② 검사항목: **HBs Ab(B형 간염 바이러스 항체)**

③ 검체: S0.5 capliary 검체시 3개

검체용기: SST

④ 참고치: Negative

⑤ 위의 나481, C4812005와 동일

(7) HBc Ab IgG

① 분류번호, 보험코드: **나484, C4841**

② 검사항목: **HBc Ab IgG**

③ 검체: S 0.5

검체용기: SST

④ 참고치: Negative <1.0

⑤ HBc Ab IgM항체는 HBV carrier의 감염 발병시에도 출현하는 경우가 있으나 B형 급성간염에서 출현하고 역가가 증가되는 경우가 많기 때문에 B형 급성간염을 진단하는 데 이용된다. HBc Ab IgG항체는 과거 EH는 현재의 HBV 감염에서 검출된다. HBA carrier에서 역가가 증가되는 경우가 많다. 과거의 감염 예는 HB항체도 대부분의 예에서 양성을 보인다.

➡ 급성, 회복기, 만성간염을 감별

(8) HBc Ab IgM

① 분류번호, 보험코드: **나484, C4842**

② 검사항목: **HBc Ab IgM(B형 간염바이러스 c항체)**

③ 검체: S 0.5

검체용기: SST

④ 참고치: Negative <1.0

⑤ 위의 나484, C4841와 동일

➡ 급성, 회복기, 만성간염을 감별

(9) HBe Ag

① 분류번호, 보험코드: **나482, C4822**

② 검사항목: **HBe Ag(B형 간염 바이러스 e항원)**

③ 검체: S 0.5

검체용기: SST

④ 참고치: Negative 1.0 이하

⑤ HBe항원은 입지형태가 아닌 가용성 단백으로 혈중에 존재하며 HBV의 감염성이나 간경변의 활동성 여부를 판단하는 데 중요한 마커이다. 따라서, HBe항원 검출시 바이러스의 활발한 증식을 의미하며 전염성이 높음을 의미한다. HBe항체는 HBe항원이 음성화되는 시기에 출현하며, 검출시 전염성은 없지만. 만약 HBs Ag이 검출되면 계속적인 전염성의 가능성을 배제할 수 없다.

➡ HBV활성 및 감염능 진단

(10) HBe Ab

① 분류번호, 보험코드: **나483, C4832**

② 검사항목: **HBe Ab(B형 간염 바이러스 e항체)**

③ 검체: S 0.5

검체용기: SST

④ 참고치: Negative 1.0 이하

⑤ 위의 나483, C4832005와 동일

➡ HBV활성 및 감염능 진단

(11) HBV bDNA정량

① 분류번호, 보험코드: **나485, C4853006**

② 검사항목: **HBV bDNA정량(B형 간염 바이러스 DNA 검사)**

③ 검체: S 1.0

검체용기: SST

④ 참고치: Copies/mL 검출한계 : 2.0×10

⑤ HBV DNA 측정은 virus DNA가 내장된 HBA입자의 검출을 의미하며, HBA활성 및 감염능을 진단한다. bDNA법은 검출한계치가 2.0×10 copies/mL로 민감도가 뛰어나 치료에 있어서 예후판정과 치료에 대한 효능을 다른 방법보다 정확히 모니터링 할 수 있다.

➡ HBA활성 및 감염능 진단

> ※ pg/mL로 환산방법
> 1pg = 280,000 copies, pg/mL = copies/mL ÷ 280,000
> 예) 결과값이 780,000 copies/mL일 때 780,000 copies/mL ÷ 280,000 = 2.78 pg/mL

(12) HBV DNA Polymerase

① 분류번호, 보험코드: **너423, CX423005**

② 검사항목: **HBV DNA Polymerase**

③ 검체: S 2.0

검체용기: SST

④ 참고치: ≤ 30 cpm

⑤ HBV DNA의 single strand 부위를 수복하여 완전한 double strand로 만드는 효소로 간주하여 혈중 DNA-p 활성이 HBV 입자량을 반영하는 것으로 HBV의 감염력이나 증식, 항 virus 효과를 나타내는 지표가 된다.

➡ HBA활성 및 감염능 진단

심사지침

YMDD mutant 발현시기 비교 헵세라 인정여부 (2009-03-02)

헵세라정은 간기능 악화 소견 및 1회의 HBV-DNA(+)와 YMDD mutant가 발현되는 경우 요양급여토록 인정기준이 설정되어 있으나 YMDD mutant 검사시점에 대해서는 별도 언급이 없는 바 YMDD mutant검사 시점을 아래와 같이 구분하여 헵세라를 인정키로 함

- 아 래 -

① 헵세라 투여 전 YMDD mutant 검사시

- 제픽스 지속투여 후 헵세라로 변경하는 경우: YMDD mutant가 자연 소실되거나 야생형 바이러스로 대치되지 않으므로 수년 전 실시한 검사상 YMDD mutant 양성인 경우라도 헵세라를 인정

• 제픽스 투여를 3개월 이상 중단한 후 헵세라로 변경하는 경우: 야생형 바이러스로 대치될 가능성이 있으므로 YMDD mutant 확인 검사 후 헵세라를 인정

② 임상증상 및 검사소견 악화로 헵세라 우선 투여 후 YMDD mutant 검사시

헵세라 투여 수개월 내에는 YMDD mutant가 계속 검출될 수 있으므로 약제 투여 3개월 이내 시행한 검사에서 양성이 확인되면 인정

(2008.12.15 진료심사평가위원회)

(13) HCV Ab

① 분류번호, 보험코드: 나487, C4872

② 검사항목: HCV Ab(C형 간염 항체 검사)

③ 검체: S 0.5

검체용기: SST

④ 참고치: Negative <1.00

⑤ C형 간염 바이러스의 RNA양을 측정하여 치료방침의 결정이나 경과 관찰시 유용하다.

(14) HCV Ab

① 분류번호, 보험코드: 나487, C4873006

② 검사항목: HCV Ab(C형 간염 항체 검사)

③ 검체: S 0.5

검체용기: SST

④ 참고치: Non-Reactive

⑤ 위의 나487, C4872와 동일

심사지침

나487 C형 간염 항체 검사(HCV Ab)의 인정기준은 다음과 같이 하며, 동 인정기준을 초과하여 실시하는 경우 비급여토록 함

-다 음-

가. HBsAg 음성인 급·만성 간질환

나. 급성 및 만성 C형 간염이 의심되는 경우

다. 혈액종양 환자와 혈액투석을 받는 만성신부전증 환자 등 잦은 수혈로 인해 C형 간염 감염의 위험이 있다고 판단되는 경우

라. 장기공여자

(2010.1.1 시행)

(15) HCV RNA

① 분류번호, 보험코드: **너424다, C4424006 Realtime-PCR**

② 검사항목: **HCV RNA(C형 바이러스간염 핵산 검사)**

③ 검체: S 0.5

검체용기: SST

④ 참고치: ≤600 IU/mL

⑤ 위의 나487, C4872와 동일

2 감염증의 혈청반응검사

(1) Amoeba Ab

① 분류번호, 보험코드: **나472, C4721620**

② 검사항목: **Amoeba Ab**

③ 검체: S 0.5

검체용기: SST

④ 참고치: <1:64

⑤ 이질아메바에 의한 장관감염증, 장아메바증과 아베바이질이 대표적인 병상이다. 주로 장관에 궤양을 형성하고 임상적으로는 설사, 점액혈변 등의 증상을 나타낸다. 2차적으로는 간, 폐, 뇌, 생식기, 피부 등에도 병변을 일으키는 수가 있으며, 특히 간에서는 아메바농양을 형성한다.

➡ 이질, 아메바증 진단

(2) Anti Legionella Ab

① 분류번호, 보험코드: **나466, C4662010**

② 검사항목: **Anti Legionella Ab**

③ 검체: S 1.0 (국립보건원 의뢰서 첨부)

검체용기: SST

④ 참고치: 1차는 1:128 이상이면 양성, 1차, 2차 항체 변화가 4배 이상 상승하면 양성

⑤ Legionella은 재향군인병을 일으키는 원인균으로 하천이나 토양에 상재하는 균이다. 특히 냉각조내 냉각수에서 증식하고 이것이 살포되므로 집단적 발병위험이 있다.

➡ 재향군인병 진단

(3) ASO 정성

① 분류번호, 보험코드: **나463, C4631**

② 검사항목: **ASO 정성**

③ 검체: S 0.5

검체용기: SST

④ 참고치: Negative

⑤ A군 Strptococcus가 생산하는 외독소에 대한 항체로 연쇄상 용혈균의 감염에서 증가하며 연쇄상 구균 감염증의 혈청학적 진단검사이다.

➡ 급성류마티스염, 급성사구체 신염, 성홍열, 급성편도염

(4) ASO 정량

① 분류번호, 보험코드: **나463, C4633**

② 검사항목: **ASO 정량**

③ 검체: S 1.0

검체용기: SST

④ 참고치: $\leq$ 200 U/mL

⑤ 위의 나463, C4631와 동일

➡ 급성류마티스염, 급성사구체 신염, 성홍열, 급성편도염

(5) *Aspergillus* Ab

① 분류번호, 보험코드: **나467, C4672236**

② 검사항목: ***Aspergillus* Ab**

③ 검체: S 1.0

검체용기: SST

④ 참고치: Negative

⑤ *Aspergillus*는 기관지 수축에서 치명적 질병까지 유발할 수 있으며 일차성 알레르기성 기관지 폐질환의 70% 이상, fungus ball의 90% 이상에서 양성을 보인다. fungus ball은 대부분 폐결핵에 의해서 발생한 공동 혹은 ectatic bronchus내에 발생하며 *Aspergillus*가 가장 흔한 원인균이다.

➡ 천식, 결핵, 기관지확장증, 폐암

(6) CRP 정성

① 분류번호, 보험코드: **나224, C2241**

② 검사항목: **CRP 정성**

③ 검체: S 0.5

검체용기: SST

④ 참고치: Negative

⑤ 염증성 질환 또는 체내 조직의 괴사와 같은 질환에서 현저하게 증가하는 혈장 단백의 하나로 소위 급성상 반응단백의 대표적인 성분이다.

➡ 증가: 교원병, 감염증, 소화기계 질환, 경색 등

(7) CRP 정량

① 분류번호, 보험코드: **나224, C2243**

② 검사항목: **CRP 정량**

③ 검체: S 0.5

검체용기: SST

④ 참고치: ≤0.4 mg/dL

⑤ 위의 나224, C2241와 동일

➡ 증가: 교원병, 감염증, 소화기계 질환, 경색 등

심사지침

C 반응성 단백(C-reactive protein, CRP) 진료내역 참조, 감염의 추적관찰을 위해 시행한 C-반응성 단백검사에 대하여

C 반응성 단백(C-reactive protein, CRP)은 염증성 질환 또는 체내조직의 괴사와 같은 질환에서 현저하게 증가하는 급성기 반응물질(Acute phase reactant, APR) 중 하나로 생체에 이상이 생긴 경우 6~24시간 이내라는 짧은 시간에 증가하는 동시에 병변 회복에서도 24시간 이내로 빨리 감소, 소실하는 등 통상 면역 globulin 항체에서 볼 수 없는 특징을 나타내는 단백임. 따라서 CRP 측정은 감염질환의 진단과 중증도 판정, 경과관찰 및 예후판정에 유용하게 사용되고 있음.

- 교과서, 가이드라인 및 임상논문 등을 참조할 때 패혈증이나 호중구 감소성 발열과 같은 중증감염증의 급성기 치료시 항생제에 대한 치료반응 및 치료효과 평가를 위한 감염에 대한 추적검사를 주 2~3회 시행하도록 되어 있어, 이와 관련하여 필요시에는 CRP검사를 시행할 수도 있으나, CRP검사의 시행 횟수를 제한하기는 곤란하므로, 환자상태에 따라 선별적으로 시행함이 바람직하여 동 사례는 다음과 같이 결정함.
  - A사례: 동 건(남/25세)은 급성골수성 백혈병 상병으로 조혈모세포이식술을 시행한 환자로 39일 입원기간 동안 CRP검사를 총 12회 시행한 사례로, 진료내역 및 의사소견 등을 참조할 때 항암치료 및 조혈모세포이식술 후의 호중구감소증으로 인하여 면역저하 환자에서 중증 감염증의 진단 및 감별 위해 시행한 CRP검사는 인정함.
  - B사례: 동 건(여/60세)은 사이질성 폐질환과 폐렴 상병 등으로 총 128일 입원기간 중 현 청구분인 41일 입원 동안 CRP검사를 총 21회 시행한 사례로, 진료내역 참조할 때 호흡곤란 악화로 인공호흡기 치료를 하였고, 지속적인 고열과 chest x-ray상 병변이 진행되었으며, 미생물검사 결과상 균이 배양되고 항생제의 내성으로 항진균제(훈기존주) 및 항생제를 교체 투여하였던 점을 감안하여 급성기 감염에 치료반응에 대한 추적검사로 시행한 CRP검사는 인정함.

(2008.2.4 진료심사평가위원회)

(8) *H. pylori* Ab IgG

① 분류번호, 보험코드: **나465, C4650**

② 검사항목: ***H. pylori* Ab IgG(*Helicobacter pylori*)**

③ 검체: S0.5

검체용기: SST

④ 참고치: U/mL

Negative: <4.50

Indeteminate: 4.50~5.50

Positive: >5.50

⑤ *H. pylori*가 위점막에 감염되면 Interleukin-8을 위시하여 여러 가지 cytokine이 유도 되고 이것들이 호중구집적을 초래하며, 활성화 호중구는 활성산소를 생산하여 위점막 상해를 일으켜 만성위염, 십이지장궤양, 위궤양 등의 원인이 된다.

➡ IgG양성: 과거감염이나 현재감염

➡ IgM양성: 현재감염

(9) *H. pylori* Ab IgM

① 분류번호, 보험코드: **나465, C4650**

② 검사항목: ***H. pylori* Ab IgM**

③ 검체: S 0.5

검체용기: SST

④ 참고치

Negative: <0.95

Indeteminate: 0.96~1.06

Positive: >1.06

⑤ 위의 나465, C4650와 동일

➡ IgG양성: 과거감염이나 현재감염

➡ IgM양성: 현재감염

(10) *H. pylori* Ag

① 분류번호, 보험코드: 나415, B41157

② 검사항목: ***H. pylori*** **Ag**

③ 검체: Stool 2 g

검체용기: 대변용기

④ 참고치

Negative: <0.9

Indeteminate: 0.90~1.09

Positive: >1.10

⑤ 대변에서 *H. pylori*의 항원을 검출함으로써 현재 감염상태를 파악할 수 있다.

심사지침

소화성궤양의 원인규명을 위해 시행하는 *Helicobacter pylori* 균주검사

1. ***Helicobacter pylori*의 박멸치료 후 제균여부를 확인하기 위해 실시하는 요소호흡검사(urea breath test) 인정기준 (2009-02-26)**

   *Helicobacter pylori*의 박멸치료 후 제균여부를 확인하기 위해 실시하는 요소호흡검사는 박멸치료 후 4주(Proton-Pump Inhibitor제제를 계속 투여하는 경우 약제 투여 중단 후 2주)가 경과한 후에 시행한 경우 인정함.

2. *Helicobacter pylori* 검사는 내시경 등으로 위 및 십이지장의 소화성 궤양(반흔기 포함), 저등급 MALT 림프종(low grade gastric mucosa-associated lymphoid tissue lymphoma)이 확인된 환자 및 조기위암절제술 시행 환자에게 요양급여하며 그 외에는 검진목적으로 보아 비급여토록 함.

3. 다만, Phenol red용액 산포법은 위장관 내시경검사를 하면서 Phenol red용액을 위점막에 산포하여 *Helicobacter pylori* 균주의 존재유무 및 분포 범위를 검사하는 방법으로서 해당 내시경검사의 소정금액을 산정하고 Phenol red용액은 별도 산정함.

(2008.11.1 시행)

(11) *Histoplasma* Ab

① 분류번호, 보험코드: **나467, C4671270**

② 검사항목: ***Histoplasma* Ab**

③ 검체: S 2.0

검체용기: SST

④ 참고치

H.mycelial: ＜1:8

H.yeast: ＜1:8

⑤ 진균의 일종인 *Histoplasma capsulatum*은 국소성의 경한 폐렴을 유발하거나 폐 또는 림프절내에서 육아종을 일으키며 CF항체와는 만성감염의 80%에서 양성이나 급성에는 50% 정도 양성이다.

➡ 폐렴, 육아종

(12) HIV Ab

① 분류번호, 보험코드: **나471, C4712**

② 검사항목: **HIV Ab(Human immunodeficiency virus 후천성면역결핍증, AIDS)**

③ 검체: S 1.0

검체용기: SST

④ 참고치: Negative ＜1.0

⑤ HIV는 감염 후 항체가 검출되기까지는 평균 6~8주 정도이며, 체내에서 면역을 담당하는 T세표 내에서 증식하면서 면역세포를 파괴시켜 시간이 지날수록 면역기능이 저하되어 각종 감염증에 노출되고 악성종양 등이 발병하여 사망에 이르게 되는 여러 증후군을 일으키게 된다.

➡ 후천적 면역결핍증후군

심사지침

에이즈바이러스(Human Immunodeficiency Virus, HIV) 감염 후 본인이 감지하지 못한 상태에서도 타인에게 전염력이 있게 되므로, 감염자의 조기발견과 수혈 등으로 인한 감염요인 사전규명 및 진료과정에서의 감염예방 등을 위하여 실시한 나471가

및 나 HIV 항체검사(일반 또는 정밀)는 다음과 같은 경우에 산정함. (2009.1.1 시행)

- 다 음 -

가. 장기이식수술을 위하여 장기를 제공하는 경우

나. 수술 또는 수혈이 필요하거나 예측되는 환자

다. 중증 감염환자, 불명열환자 또는 투석환자(혈액, 복막)

라. 비전형적 피부질환자 또는 원인불명의 전신성 림프선 종창환자

마. 동성애, 매춘, 성병, 마약주사 경험자

바. 기타 후천성면역결핍증이 의심되는 경우

(13) HIV-Ag

① 분류번호, 보험코드: **너394, CX394**

② 검사항목: **HIV- Ag(Human immunodeficiency virus 후천성면역결핍증)**

③ 검체: S 1.0

검체용기: SST

④ 참고치: pg/mL

Negative: ＜10.95

Equivocal: 10.95~18.24

Positive: ≤18.25

⑤ 위의 나471, C4712와 동일

➡ 후천적 면역결핍증후군

(14) Hantaan virus Ab (Korea Virus)

① 분류번호, 보험코드: **나468, C4681470**

② 검사항목: **Hantaan virus Ab(Korea Virus)**

③ 검체: S 1.0

검체용기: SST

④ 참고치: Negative(＜1:80)

⑤ 우리나라에서 많이 서식하고 있는 등줄쥐, 집쥐 등이 배설하는 똥, 오줌 등이 마르

면서 여기에 섞여 있는 한탄바이러스가 공중에 떠돌아 다니다가 사람이 호흡할 때 코로 들어와 전염된다. 초기 증상은 독감과 유사하지만 고열, 오한, 두통 등의 전신 증상과 질병의 진행으로 출혈과 신부전 등이 동반되고 전형적인 임상경과는 발열기 저혈압기, 비뇨기, 이뇨기, 회복기로 나누어지지만 개인별로 정도의 차이가 있어 잘 구별되지 않는 경우가 있다.

➡ 인수공통출혈열

(15) *Leptospira* Ab

① 분류번호, 보험코드: **나466, C4661020**

② 검사항목: ***Leptospira* Ab**

③ 검체: S 1.0

검체용기: SST

④ 참고치: Negative (<1:80)

⑤ 사람에 병원성이 있는 *Leptospira*는 약 200종의 혈청형이 확인되었다. Leptospirasis는 혈청형 L. icterohaemorrhagiae 또는 L. copenhageni에 의한 감염증으로 심각한 증상을 나타내고 산발적으로 발생한다.

➡ 렙토스피라병

(16) *R. tsutsugamushi* Ab

① 분류번호, 보험코드: **나474, C4741830**

② 검사항목: ***R. tsutsugamushi* Ab**

③ 검체: S 1.0

검체용기: SST

④ 참고치: Negative (<1:80)

⑤ *R. tsutsugamushi* 감염된 좀진드기의 유충이 설치류 또는 사람의 피부에 유착하여 조직액을 빨아먹으며 걸릴 수 있으며, 1~2주의 잠복기가 지나면서 두통과 열이 나며 국소의 림프절 종창, 발진이 나타난다.

➡ 쯔쯔가무시병

(17) *M. tuberculosis* Ab

① 분류번호, 보험코드: **나486, C4862196**

② 검사항목: ***M. tuberculosis*** **Ab**

③ 검체: S 0.5

검체용기: SST

④ 참고치: Negative

⑤ 결핵 항체 검출은 결핵을 진단하는 데 사용이 간편하고 빠른 시간에 육안으로 확인할 수 있어 선별검사로 유용하다.

➡ 결핵균 감염의 선별검사

(18) *Mycoplasma* Ab

① 분류번호, 보험코드: **나474, C4741820**

② 검사항목: ***Mycoplasma*** **Ab**

③ 검체: S 0.5

검체용기: SST

④ 참고치: Negative

⑤ *M. pneumoniae*는 상기도염이나 기관지염, 폐렴의 원인균이다. 감염 후 3주 동안의 잠복기를 거치는 증상을 보이게 되는데 진단을 위하여 급성기 때 가능한 한 일찍 채혈을 해야 하며, 그후 2~4주가 지나 회복기에 채혈하여 두 검체를 동시에 검사하고 역가가 4배 이상 증가하면 진단적 가치가 있다.

➡ 상기도염, 기관지염, 원발성 이행폐렴

(19) RPR 정성

① 분류번호, 보험코드: **나460, C4600**

② 검사항목: **RPR 정성(매독반응검사)**

③ 검체: S 1.0

검체용기: SST

④ 참고치: Non-Reactove

⑤ Cardiolipin 지질 항원과 반응하는 항체를 검출하는 것으로, 정확한 진단을 위해

TPHA, FTA-ABS 등과 검사를 병행하여 진단을 해야 한다.

➡ 매독

※ 위양성이 나올 수 있는 질환: 임신, Lepra, SLE, 마약상용자, 이형폐렴, 종두후 등

(20) RPR 정량

① 분류번호, 보험코드: **나460, C4601**

② 검사항목: **RPR 정량(매독반응검사)**

③ 검체: S 1.0

검체용기: SST

④ 참고치: Non-Reactove

⑤ Cardiolipin 지질 항원과 반응하는 항체를 검출하는 것으로, 정확한 진단을 위해 TPHA, FTA-ABS 등과 검사를 병행하여 진단을 해야 한다.

➡ 매독

※ 위양성이 나올 수 있는 질환: 임신, Lepra, SLE, 마약상용자, 이형폐렴, 종두후 등

(21) TPHA 정성

① 분류번호, 보험코드: **나461, C4610**

② 검사항목: **TPHA 정성(매독감작혈구응집검사)**

③ 검체: S 0.5

검체용기: SST

④ 참고치: Negative

⑤ TP의 균체, 또는 균체성분을 항원으로 사용하여 검체 중 항 TP항체만을 검출하는 검사법이다. RPR보다 특이성이 크고 FTA-ABS보다 양성반응이 늦다.

➡ 매독

➡ Syphilis: TPHA정밀. 나461-1, C4612

(22) Urea Breath Test (UBT)

① 분류번호, 보험코드: 나415, B4156

② 검사항목: Urea Breath Test (UBT)

③ 검체: 요소호흡기 전용용기

검체용기: 전용용기

④ 참고치: Per Mil

Negative: < 2

Positive: ≥2

⑤ *H. pylori*는 요소를 암모니아와 이산화탄소로 분해하여 생산되는 암모니아로 위산을 중화하여 위내에서 생존이 가능하다. 이러한 성질을 이용하여 요소 중의 ^{12}C를 ^{13}C 동위원소로 치환하여 경구투입하면 *H. pylori*가 그것을 분해시켜 CO_2가 발생하게 된다. 이 검사는 간편하게 *Helicobacter pylori*균 검출확인이 가능하며 치료 후 추적검사에 탁월하다.

(23) Adeno Virus IgG

① 분류번호, 보험코드: 나468, C4682516

② 검사항목: Adeno Virus IgG

③ 검체: S 1.0

검체용기: SST

④ 참고치: Negative

⑤ Adenovirus는 급성열성 인두염을 비롯하여 인두결막염, 급성호흡기 질환, 폐렴, 백일해, 안질환, 위장염, 발진, 수막염, 심근염, 간염, 신장염 등 다양한 임상상을 보이나 하나의 type에서도 여러 가지 임상증상을 나타낸다. 현재 47형이 있으나 3, 4, 7형 등이 많이 분리된다.

(24) Adeno Virus IgM

① 분류번호, 보험코드: 나468, C4683516

② 검사항목: Adeno Virus IgM

③ 검체: S 1.0

검체용기: SST

④ 참고치: Negative

⑤ 위 나468, C4682516와 동일

(25) HSV type I IgG

① 분류번호, 보험코드: **나468, C1682166**

② 검사항목: **HSV type I IgG(Herpes simplex virus 단순포진바이러스)**

③ 검체: S 1.0

검체용기: SST

④ 참고치

Negative: ＜0.95

Indeterminate: 0.95~1.06

Postive: ＞1.06

⑤ 위 나468, C1682166와 동일

(26) HSV type II IgG

① 분류번호, 보험코드: **나468, C4682466**

② 검사항목: **HSV type II IgG**

③ 검체: S 1.0

검체용기: SST

④ 참고치

Negative: ＜0.95

Indeterminate: 0.95~1.06

Postive: ＞1.06

⑤ 위 나468, C1682166와 동일

(27) HSV-IgM

① 분류번호, 보험코드: **나468, C4683466**

② 검사항목: **HSV-IgM**

③ 검체: S 0.5

검체용기: SST

④ 참고치

Negative: <0.9

Indeterminate: 0.9~1.1

Postive: >1.1

⑤ 위 나468, C1682166와 동일

(28) Influenza virus type A

① 분류번호, 보험코드: **나476, C4760**

② 검사항목: **Influenza virus type A**

③ 검체: S 1.0

검체용기: SST

④ 참고치: Negative(S 1:4, CSF 1:1)

⑤ Influenza virus type A, B는 전염성이 매우 높은 급성호흡기 감염증으로 노약자 및 만성질환을 앓고 있는 고위험군 환자에서는 폐렴의 합병증으로 인한 병원 입원 또는 사망에 이르게 할 수도 있는 위험한 질환이다. 바이러스 항원검사는 항원을 직접 검출함으로서 조기 진단이 가능하다.

➡ 독감, 폐렴, 심근염, 심외막염, 뇌척수염

※ Influenza virus type A, B는 국립보건원 의뢰서 첨부 및 발병기 혈청(1차)과 발병 후 2주 후 혈청(2차)를 함께 의뢰 요망.

(29) Influenza virus type B

① 분류번호, 보험코드: **나476, C4760**

② 검사항목: **Influenza virus type B**

③ 검체: S 1.0

검체용기: SST

④ 참고치: Negative(S 1:4, CSF 1:1)

⑤ 위 나476, C4760와 동일

(30) Widal Test

① 분류번호, 보험코드: **나464, C4640**

② 검사항목: **Widal Test**

③ 검체: S 1.0

검체용기: SST

④ 참고치

Widal O: ≤1:80

Widal H: ≤1:80

⑤ *Salmonella* 감염의 2~3주 후부터 혈중 항체가 증가하여 4~5주에 최고치에 달하지만 항체의 증가를 알기 위해서는 검체를 7~10일 간격으로 채취한다. 그래서 감염 전후의 항체가 4배 이상 증가하면 해당균의 감염증이라 할 수 있다.

➡ 장티푸스

(31) Measles virus IgG

① 분류번호, 보험코드: **나468, C4682486**

② 검사항목: **Measles virus IgG(홍역바이러스 항체)**

③ 검체: S 1.0, CSF 1.0

검체용기: SST

④ 참고치

Negative: <0.96

Indeterminate: 0.96~1.05

Postive: >1.05

⑤ 홍역 virus는 Paramyxovirus과 *Morbillivirus*속의 직경 120~230 nm 구형 RNA virus이다. 홍역은 비말감염으로 전파되는데 봄에 유행한다. 약 10~12일의 잠복기간 후에 발열, 콧물, 기침, 눈물 등이 생기고, 구강 점막의 koplik 반점 및 전신 피부의 발진을 주증으로 나타나는 전신감염증의 하나이다.

➡ 홍역, 뇌척수염, 합병증으로 기도감염증, 중이염

(32) Measles virus IgM

① 분류번호, 보험코드: **나468, C4683486**

② 검사항목: **Measles virus IgM(홍역바이러스 항체)**

③ 검체: S 1.0, CSF 1.0

검체용기: SST

④ 참고치

Negative: ＜0.96

Indeterminate: 0.96~1.05

Postive: ＞1.05

⑤ 위 나468, C4682486와 동일

(33) Mumps virus IgG

① 분류번호, 보험코드: **나468, C4682506**

② 검사항목: **Mumps virus IgG**

③ 검체: S 1.0, CSF 1.0

검체용기: SST

④ 참고치

Negative: ＜0.96

Indeterminate: 0.96~1.05

Postive: ＞1.05

⑤ Mumps virus는 Paramyxovirus과 *Paramyxovirus*속에 속하는 single strand RNA-virus로 직경 약 200 nm의 비교적 대형인 envelope가 있는 virus이다. Mumps의 주 증상은 발열, 이하선 및 악하선 종창이지만 증상이 분명치 않은 경우나 불현성 감염도 많다. 감염에서 이하선 종창까지의 잠복기는 14~21일로 합병증은 이하선 종창 후 약 1주 이내에 발생하는 경우가 많다.

➡ 유행성 이하선염, 합병증으로서 고환염, 난소염, 심근염, 췌장염, 난청

(34) Mumps virus IgM

① 분류번호, 보험코드: **나468, C4683506**

② 검사항목: **Mumps virus IgM**

③ 검체: S 1.0, CSF 1.0

검체용기: SST

④ 참고치

Negative: <0.96

Indeterminate: 0.96~1.05

Postive: >1.05

⑤ 위 나468, C4682506와 동일

(35) Rotavirus Ab

① 분류번호, 보험코드: **나468, C4690526**

② 검사항목: **Rotavirus Ab**

③ 검체: S or CSF 1.0

검체용기: SST, 플라스틱 plain tube

④ 참고치: Negative(S 1:4, CSF 1:1)

⑤ 로타바이러스 장염은 2~3세의 영유아에서 주로 발생하며 성인의 경우는 증상이 거의 없다. 처음에는 토하거나 열이 있어 감기처럼 보이지만 곧 심한 설사를 한다. 어린이는 설사로 인한 탈수로 혈압이 떨어져 기절해 사망할 수도 있다. 대부분 늦가을부터 겨울철에 걸쳐 전국적으로 발생하는 것으로 알려져 있다.

➡ 유아 급성위염

(36) Rotavirus Ag

① 분류번호, 보험코드: **나469, C4690526**

② 검사항목: **Rotavirus Ag**

③ 검체: Stool 2 g

검체용기: 대변용기

④ 참고치: Negative

⑤ 위 나468, C4690526와 동일

(37) Rubella virus IgG

① 분류번호, 보험코드: **나468, C4682416**

② 검사항목: **Rubella virus IgG(풍진바이러스)**

③ 검체: S 0.5

검체용기: SST

④ 참고치: IU/mL

Negative: <5.0~10.0

Indeterminate: 5.0~10.0

Positive: >10.0

⑤ Rubella virus는 Togavirus과 ***Rubivirus***속의 있는 직경 약 60 nm인 RNA virus이다. 사람에서 사람을 비말을 통해 감염되고, 잠복기는 2~3주이다. 임신초기 여성이 rubella에 이환되면 수직감염으로 인하여 선척적으로 이상이 있는 아이를 출산할 위험이 있으므로 가임 여성은 사전에 항체 유무를 측정하여 두어야 한다.

(38) Rubella virus IgM

① 분류번호, 보험코드: **나468, C4682416**

② 검사항목: **Rubella virus IgM(풍진바이러스)**

③ 검체: S 0.5

검체용기: SST

④ 참고치

Negative: <0.6

Indeterminate: 0.6~0.8

Positive: >0.8

⑤ 위 나468, C4682416와 동일

(39) Rubella virus IgG/IgM 결과 해석

Rubella virus IgG	Rubella virus IgM	결과 해석
Negative	Negative	현재 Rubella virus에 노출되지 않은 상태 또는 무증상 잠복기로 의심될 수 있는 상태. 임신 전 여성의 경우라면 예방접종이 필요하며 접종 후 3개월간은 임신하지 않은 것이 안전하다.
Negative	Positive	현재 Rubella virus에 감염되어 있는 상태이며 임신부의 경우라면 수직 감염을 의심할 수 있으므로, 임신 17~20주 사이에 양수를 채취하여 Rubella PCR검사를 권유한다.
Positive	Negative	현성 또는 불현성 감염 후 항체가 생성되거나 백신접종에 의해 면역이 형성된 상태 또는 초감염이 아닌 재감염의 경우 일반적으로 IgM항체는 다시 생성되지 않으므로 환자의 상태나 역학조사 결과 풍진의 감염이 의심된다면 1~2주 후 IgG항체를 다시 검사하여 처음 역사보다 약 4배 이상의 농도가 상승할 때 현증으로 판단한다.

(40) VZV IgG

① 분류번호, 보험코드: **나468, C4682496**

② 검사항목: **VZV IgG (Varicella Zoster virus IgG)**

③ 검체: S 1.0

검체용기: SST

④ 참고치

Negative: <0.96

Indeterminate: 0.96~1.05

Positive: >1.05

⑤ VZV는 초감염에서는 수두를 재활성화에서는 대상포진의 원인이 된다. 따라서 수두와 대상포진 virus는 동일하다고 생각한다. 즉 초감염상은 수두에서 치유된 후 virus가 척추후근 신경절에 잠복 감염하여 숙주의 저항력이 떨어졌을 때 재활성화하여 대상포진을 일으키기 때문이다.

➡ 수두, 뇌염, 폐렴, 대상포진

(41) VZV IgM

① 분류번호, 보험코드: **나468, C4683496**

② 검사항목: **VZV IgM (Varicella Zoster virus IgM)**

③ 검체: S 1.0

검체용기: SST

④ 참고치

Negative: <0.96

Indeterminate: 0.96~1.05

Positive: >1.05

⑤ 위 나468, C4682496와 동일

3 기생충 항체검사

(1) Micro-ELISA Test(Parasite Specific IgG)

① 분류번호, 보험코드: **나472, C4722796**

② 검사항목: **Clonorchis IgG(간흡충)**

③ 검체: S 1.0

검체용기: SST

④ 참고치: 결과지 참조

⑤ 기생충 특이 IgG항체검사는 기본의 대변 충란검사나 피내반응검사에 비해 민감도와 특이도가 우수하여 다양한 기생충 감염의 진단에 유용하다.

➡ 기생충 감염

※ 전용의뢰서 첨부

(2) Micro-ELISA Test(Parasite Specific IgG)

① 분류번호, 보험코드: **나472, C4722796**

② 검사항목: **Paragonimus IgG(폐흡충)**

③ 검체: S 1.0

검체용기: SST

④ 참고치: 결과지 참조

⑤ 기생충 특이 IgG항체검사는 기본의 대변 충란 검사나 피내반응검사에 비해 민감도

와 특이도가 우수하여 다양한 기생충 감염의 진단에 유용하다.

➡ 기생충 감염

(3) Micro-ELISA Test(Parasite Specific IgG)

① 분류번호, 보험코드: **나472, C4722796**

② 검사항목: **Cysticercusc IgG(유구낭미충)**

③ 검체: S 1.0

검체용기: SST

④ 참고치: 결과지 참조

⑤ 기생충 특이 IgG항체검사는 기본의 대변 충란 검사나 피내반응검사에 비해 민감도와 특이도가 우수하여 다양한 기생충 감염의 진단에 유용하다.

➡ 기생충 감염

(4) Micro-ELISA Test(Parasite Specific IgG)

① 분류번호, 보험코드: **나472, C4722796**

② 검사항목: **Sparganum IgG(스파르기눔)**

③ 검체: S 1.0

검체용기: SST

④ 참고치: 결과지 참조

⑤ 기생충 특이 IgG항체검사는 기본의 대변 충란 검사나 피내반응검사에 비해 민감도와 특이도가 우수하여 다양한 기생충 감염의 진단에 유용하다.

➡ 기생충 감염

(5) Anisakis

① 분류번호, 보험코드: **나472, C4722796**

② 검사항목: **Anisakis(아니사키스)**

③ 검체: S 1.0 or CSF 1.0

검체용기: SST, 플라스틱 plain tube

④ 참고치: 결과지 참조

⑤ 기생충 특이 IgG항체검사는 기본의 대변 충란 검사나 피내반응검사에 비해 민감도와 특이도가 우수하여 다양한 기생충 감염의 진단에 유용하다.

➡ 기생충 감염 → Anisakis Simplex(고래회충)

(6) Fasciola hepatica(간질)

① 분류번호, 보험코드: **나472, C4722796**

② 검사항목: **Fasciola hepatica(간질)**

③ 검체: S 1.0 or CSF 1.0

검체용기: SST, 플라스틱 plain tube

④ 참고치: 결과지 참조

⑤ 기생충 특이 IgG항체검사는 기본의 대변 충란검사나 피내반응검사에 비해 민감도와 특이도가 우수하여 다양한 기생충 감염의 진단에 유용하다.

➡ 기생충 감염

(7) Hydatid cyst(포충)

① 분류번호, 보험코드: **나472, C4722796**

② 검사항목: **Hydatid cyst(포충)**

③ 검체: S 1.0 or CSF 1.0

검체용기: SST, 플라스틱 plain tube

④ 참고치: 결과지 참조

⑤ 기생충 특이 IgG항체검사는 기본의 대변 충란 검사나 피내반응검사에 비해 민감도와 특이도가 우수하여 다양한 기생충 감염의 진단에 유용하다.

➡ 기생충 감염

4 자가항체검사

(1) RF 정성

① 분류번호, 보험코드: **나490, C4601**

② 검사항목: **RF (Rheumatoid Factor) 정성**

③ 검체: S 0.5

검체용기: SST

④ 참고치: Negative

⑤ Rheumatoid 인자는 동종 또는 이종 IgG의 Fc부위와 결합하는 자가항체로 류머티스 관절염에 특이성이 커 진단검사로 사용되며 치료 효과 판정 목적으로 사용된다.

➡ 만성관절류머티즘, 전신성홍반성낭창, 강피증, 간경변, 만성간염

(2) RF 정량

① 분류번호, 보험코드: **나490, C4903**

② 검사항목: **RF(Rheumatoid Factor) 정량**

③ 검체: S 0.5

검체용기: SST

④ 참고치: ≤ 10 U/mL

⑤ 위 나490, C4601와 동일

5 갑상선 기능 검사

(1) T3 Uptake(T3 섭취율)

① 분류번호, 보험코드: **나331, C3310005**

② 검사항목: **T3 Uptake (T3 섭취율)**

③ 검체(mL): S 0.5

검체용기: SST

④ 참고치: 30~40%

⑤ T3U은 혈청에 일정량의 125I-T3를 가하고 갑상선H에 의해 포화되지 않은 TBP의 불포화 부분을 포화시키고 남는 유리125I~T3(F)를 제외한 TBP 결합 125I~T3(B)를 측정한다. 불포화량을 간접적으로 TBP에 이전에 결합된 갑상선H 양을 구하는 상대적인 갑상선 기능 검사법이다.

➡ 증가: 갑상선기능항진증, TBG감소증

➡ 감소: 갑상선기능저하증, TBG증가증

(2) T3 (Triiodothyronine)

① 분류번호, 보험코드: **나359, C3290**

② 검사항목: **T3 (Triiodothyronine)**

③ 검체(mL): S 0.5

검체용기: SST

④ 참고치: 58~159 ng/dL

⑤ T4는 100% 갑상선에서 생성되는 T3의 약 20~30% 정도만이 갑상선에서 생성되고 나머지 약 70~80%는 말초조직에서 T4로부터 2분자의 deiodinase에 의해 T3로 변환된다. T3는 T4에 비해 속효성으로 갑상선 호르몬 작용이 강하다.

➡ 증가: 갑상선기능항진증(Basedow's병, Plummer's병, T3 toxicosis), TBG 감소증

➡ 감소: 갑상선기능저하증, 갑상선염, TBG증가증

(3) T4 (Thyroxin)

① 분류번호, 보험코드: **나333, C3330**

② 검사항목: **T4 (Thyroxin)**

③ 검체(mL): S 0.5

검체용기: SST

④ 참고치: 4.87~11.72 μg/dL

⑤ T4는 갑상선의 여포세포에서 분비되고, 그 대부분은 thyroxine binding protein (TBP)와 결합되어 있다. T4는 세포내로 이행하여 T3(70%)로 전환되어 핵내 T3 receptor에 결합하여 호르몬으로서의 생물학적 작용을 발휘한다. 혈중 T3의 70%는 말초조직에서 T4가 대사로 변환되는 것이 밝혀져 T4는 T3의 prohormone으로 생각한다.

➡ 증가: 갑상선기능항진증, TBG감소증

➡ 감소: 갑상선기능저하증, TBG증가증, 간질환

(4) TSH

① 분류번호, 보험코드: **나336, C3360**

② 검사항목: **TSH (Thyroid Stimulating Hormone, 갑상선자극호르몬), Neonatal TSH**

③ 검체(mL): S 0.5

검체용기: SST

④ 참고치: 0.35~4.94 μIU/mL

⑤ TSH의 조절은 주로 시상하부의 TSH와 갑상선호르몬의 혈중 농도에 의한 feedback 기전이다. TSH는 TSH의 분비를 촉진하고, TSH는 갑상선호르몬의 분비를 촉진하며, 갑상선호르몬은 역으로 TSH의 분비를 억제시킨다.

(Negative feedback system)

➡ 증가: 원발성 갑상선기능저하증. TSH 생성종양

➡ 감소: 갑상선기능항진증(Basedow's병, Plummer's병)

(5) Free T4

① 분류번호, 보험코드: **나334, C3340**

② 검사항목: **Free T4**

③ 검체(mL): S 0.5

검체용기: SST

④ 참고치: 0.70~1.48 ng/dL

⑤ 정상 안에서 T4의 약 0.03%가 Free T3로 존재하고 T4는 TBP의 영향을 직접 받지만, FT4는 TBP와 관계없이 생체에서 일정하게 유지된다. 따라서 갑상선 기능을 판정하는 데는 T4보다 FT4가 이상적이다. FT3도 실제적으로 말초에서 생리작용을 발휘하기 때문에 갑상선기능을 알아보기 위한 검사로 유용하다.

➡ 증가: 갑상선기능항진증, 아급성 갑상선염 초기, 무통성 갑상선염(초기)

➡ 감소: 갑상선기능저하증

(6) Free T3

① 분류번호, 보험코드: **나330, C3300**

② 검사항목: **Free T3**

③ 검체(mL): S 0.5

검체용기: SST

④ 참고치: 1.7~3.71 pg/mL

⑤ 정상 안에서 T4의 약 0.03%가 Free T3로 존재하고 T4는 TBP의 영향을 직접 받지만, FT4는 TBP와 관계없이 생체에서 일정하게 유지된다. 따라서 갑상선 기능을 판정하는 데는 T4보다 FT4가 이상적이다. FT3도 실제적으로 말초에서 생리작용을 발휘하기 때문에 갑상선기능을 알아보기 위한 검사로 유용하다.

➡ 증가: 갑상선기능항진증, 아급성 갑상선염 초기, 무통성 갑상선염(초기)

➡ 감소: 갑상선기능저하증

심사지침

갑상선질환이 의심되어 실시하는 갑상선 Screening검사로는 나329 트리요도타이로닌(T3), 나333 싸이록신(T4, 혹은 나334 Free T4), 나336 갑상선자극호르몬(TSH) 3종을 인정함.

6 부갑상선 기능 검사

(1) Calcitonin

① 분류번호, 보험코드: **나356, C3560005**

② 검사항목: **Calcitonin**

③ 검체(mL): S 0.5

검체용기: SST

④ 참고치: ≤ 30 pg/mL

⑤ Calcitonin은 골흡수억제작용으로 혈중 Ca농도를 저하시켜 골염량의 저하를 저지하고, 신장에서는 Ca과 무기인의 배설을 촉진시킨다.

➡ 증가: 갑상선수양암, 이소성 Calcitonin생성

➡ 감소: 종양, 만성신부전, 저Ca혈증, 갑상선 적출

7 뇌하수체 기능 검사

(1) ACTH

① 분류번호, 보험코드: **나359, C3590005**

② 검사항목: **ACTH (Adrenocorticotropic Hormone, 부신피질자극호르몬)**

③ 검체(mL): EDTAP 0.5 (즉시 원심분리)

검체용기: EDTA tube

④ 참고치: 10~60 pg/mL

⑤ ACTH는 뇌하수체 전엽에서 분비되며, 시상하부 호르몬인 CRF와 Cortisol 간의 negative feedback기구로 조절된다. 또한 ACTH는 부신피질, 주로 속상층과 망상층에 작용하여 부신피질 호르몬(Corisol과 androgen)의 합성과 분비를 촉진한다. ACTH측정은 시상하부-뇌하수체-부신피질계 장애를 검색하는 데 있다.

➡ 증가: Cushing증후군, Addison병, ACTH생성종양

➡ 감소: 시상하부, 하수체 장애, ACTH 단독결손증

※ 일내변동: 오전 4~8시 최고치, 오후 10시~오전 1시 최저치

(2) ADH

① 분류번호, 보험코드: **나365, C3650005**

② 검사항목: **ADH (Anti Diuretic Hormone), Arginine Vasopressin (AVP, 항이뇨호르몬)**

③ 검체(mL): RU 10.0

검체용기: 플라스틱 plain tube

④ 참고치: Not established pg/mL

⑤ ADH는 항이뇨호르몬으로 시상하부에서 합성되어 뇌하수체후엽으로 운반되어 신경말단에 저장된다. ADH는 원위세뇨관과 집합관에 직접 작용하여 수분 투과성을 높여 수분의 재흡수를 촉진한다.

➡ 증가: ADH분비이상증후군

➡ 감소: 요붕증

(3) FSH

① 분류번호, 보험코드: **나350, C3500005**

② 검사항목: **FSH (Follicle Stimulating Hormone, 난포자극호르몬)**

③ 검체(mL): S 1.0

검체용기: SST

④ 참고치: mIU/mL

Male	1.50-5.84
F:Follicular	2.53-8.00
Half cycle	2.39-10.26
Luteal	1.50-8.77
Oral contr	1.50-8.21
Postmeno.(NO ERT)	13.5.-87.20
Postmeno.(ERT)	10.67-68.76

※ ERT: Estrogen Therapy

⑤ 뇌하수체 전엽에서 분비되는 성선자극호르몬이며, 분비는 시상하부 LH-RH에 의해 촉진적으로 조절된다. FSH는 난포에 작용하여 RNA합성, amino acid 취입. 여포성장을 촉진하여 난소 중량을 증가시킨다. 혈중 FSH측정은 뇌하수체의 생산 및 방출 장애여부 또는 이것을 조절하는 시상하부에서 성선계(난소, 고환의 기능)에 이르기까지의 장애 여부를 파악할 수 있다.

➡ 증가: 난소성 무월경, Turner · Klinefelter 증후군

➡ 감소: 뇌하수체기능저하증, 사춘기 지연, 신경성 식욕부전증, Sheehan증후군

(4) LH

① 분류번호, 보험코드: **나348, C3480005**

② 검사항목: **LH (Luteinzing Hormone, 황체형성호르몬)**

③ 검체(mL): S 0.5

검체용기: SST

④ 참고치: mIU/mL

M	1.08-8.34
F:Follicular	1.00-18.54
Half cycle	4.84-72.19
Luteal	1.00-21.55
Menopause	9.14-58.32
Oral contr	1.00-11.44
Prepubertal	<3.70

⑤ 뇌하수체전엽에서 분비되는 성선자극호르몬이며, 분비는 시상하부 LH-RH에 의해 촉진적으로 조절된다. FSH만으로 미숙한 난포가 LH가 최고에 달하면 배란을 유발하고 그후에 황체화를 촉진한다. 남성에서는 LH가 고환의 Leydig세포를 성숙시켜 testosterone생산, 분비를 촉진한다. 혈중 LH측정은 FSH와 더불어 뇌하수체의 생산 및 방출장애 여부를 파악할 수 있어 성호르몬과 더불어 필수적으로 측정한다.

➡ 증가: 고환, 난소의 기능장애, Turner증후군

➡ 감소: 뇌하수체기능저하증, Klinefelter증후군, 사춘기 지연

(5) GH

① 분류번호, 보험코드: **나342, C3420005**

② 검사항목: **GH (Growth Hormone, 성장호르몬), HGH**

③ 검체(mL): S 0.5 (즉시 원심분리)

검체용기: SST

④ 참고치: GH(Growth Hormone, HGH): U

Male(age)	pg/mg crea	Female(age)	pg/mg crea
2-3	11.5-41.7	2-3	26.9-67.6
4-5	6.8-28.2	4-5	12.0-31.6
6-7	10.2-29.5	6-7	12.6-30.2
8-9	8.3-22.9	8-9	7.2-36.3
10-11	5.6-24.5	10-11	10.2-29.5
12-13	8.5-29.5	12-13	13.8-34.7
14-15	6.8-26.9	14-15	5.4-20.4
16-17	6.2-16.2	16-17	4.1-13.5
18-19	3.4-11.7	18-19	3.6-7.6

(6) GH

① 분류번호, 보험코드: **나342, C3420005**

② 검사항목: **GH (Growth Hormone), HGH**

③ 검체(mL): PU 10.0

검체용기: 전용용기

④ 참고치: ng/mL

검사명	검체량(mL) 보관	참고치		
			남	여
GH (HGH)	Serum(1.0) 냉동	1~12Y	자체 해석	자체 해석
		13Y	0.10~7.90	0.21~17.8
		14Y	0.09~7.10	0.14~9.9
		15Y	0.10~7.8	0.24~10.0
		16Y	0.08~11.4	0.26~11.7
		17Y	0.22~12.2	0.30~10.8
GH (HGH)	Serum(1.0) 냉동	18~19Y	0.97~4.7	0.24~4.3
			Adult < 1.0 보고단위: ng/mL 제공처: GC Labs	Adult < 10.0 보고단위: ng/mL 제공처: GC Labs

⑤ GH의 분비는 시상하부에서 분비되는 성장호르몬 분비인자(GPF)와 GH분비억제인자(GIF). 뇌내 amine 등의 지배를 받아 조절된다. 일반적으로 시상하부, 뇌하수체병변으로 뇌하수체전엽 기능저하증이 발병할 때 GH의 분비는 gonadotropin과 더불어 ACTH나 TSH의 분비장애에 앞서 우선적으로 최초로 장애가 된다. (GH > gonadotropin(LH > FSH) > TSH, ACTH > Prolactin) 그러나 GH 분비는 파상적으로 변동이 크기 때문에 1회의 검사로 판정되는 것은 위험하므로 수회 반복검사나 부하시험을 함께 종합해서 판단해야 한다.

➡ 증가: 말단비대증, 하수체성 거인증

➡ 감소: 하수체성 소인증, 시상하부, 하수체기능 장애

※ 영향을 미치는 인자: 식사(식후 감소), 저혈당(증가), stress운동(증가), 일내병동(수면 1~2시간 후 최고치)

8 성선 태반 기능 검사

(1) Estradiol (E2)

① 분류번호, 보험코드: 나326, C3260005

② 검사항목: Estradiol (E2)

③ 검체(mL): S 1.0

검체용기: SST

④ 참고치

Male	15~80 pg/mL
Female	Early follicular: 30~120 pg/mL
	Preovulatory peak: 90~330 pg/mL
	Luteal pgase: 65~180 pg/mL
	Menopause: 10~50 pg/mL
Pregnancy	ng/mL
	1st Trimester: 0.1~5.6 ng/mL
	2nd Trimester: 0.8~16.6 ng/mL
	3rd Trimester: 4.1~29.9 ng/mL

⑤ Estrogen의 일종으로 생물학적 활성이 가장 강하며, 성인여성에서는 난소에서 주로 생성 분비되고 FSH, LH의 분비자극을 받는 동시에 feedback 기구로 이들 자극 호르몬이 분비조절에 관여하고 있다. 난소기능(난포발육상태)을 진단하기 위해서 필수적이다.

➡ 증가: Estrogen생성 종양, 난소과잉자극호르몬, 부신피질 과형성(남성), 간질환(남성)

➡ 감소: 난소기능저하증, 태반기능부전

※ 갑상선제, glucocorticoid, 경구피임약 등에 의해 이상치를 보이는 경우가 있으므로 주의 요함.

(2) Estradiol (E3)

① 분류번호, 보험코드: 나237, C2370005

② 검사항목: **Estriol (E3)**

③ 검체(mL): S 1.0

검체용기: SST

④ 참고치

26~30주	18~100 ng/mL
30~34주	21~170 ng/mL
34~38주	30~303 ng/mL
38~42주	50~400 ng/mL

⑤ Estrogen의 일종으로 난소에서 미량 생성되며, 생물학적 활성은 약하고 요중에 가장 많이 출현한다. 임신시에 가장 많이 증가하며, 임신말기에는 estrogen 전체의 90%나 된다. 태아태반기능 진단에 유용하다.

➡ 증가: 임신, 간질환(남성)

➡ 감소: 태반기능저하, 중증임신중독증, 자궁내 태반발육지연, 사망, 무뇌아 임신

※ 갑상선제, dexamethasone, detamethasone 등에 의해 감소할 수 있으므로 주의 요함.

(3) Estrogen, Total

① 분류번호, 보험코드: **나325, C3250005**

② 검사항목: **Estrogen, Total (난포호르몬)**

③ 검체(mL): S 2.0

검체용기: SST

④ 참고치

Male	Prepubertal: <40 pg/mL
	Adult: 40~115 pg/mL
Female	Prepubertal: <40 pg/mL
	Postmenopausal or castrate: <40 pg/mL
	HMG Treatment: 400~800 (Therapeutic Range) pg/mL
Female cycle	1~10day: 61~394 pg/mL
	11~20day: 112~437 pg/mL
	21~30day: 156~350 pg/mL

⑤ Estrogen은 여성 성기발육, 2차 성징 발현에 관여하고, 성숙한 여자는 주로 난소에서 생산 분비되며 월경 주기에 따라 일정한 변동을 보인다. 생체내에 있는 주요 estrogen은 E2, E1, E3가 생물학적 활성이 가장 강하다. 배란 전후 estrogen 특히 E2는 난포발육 및 배설의 지표로서 중요하다.

➡ 증가: 난소종양, 고환종양

➡ 감소: 난소발육부전, 뇌하수체기능저하증

(4) Testosterone

① 분류번호, 보험코드: **나353, C3530005**

② 검사항목: **Testosterone**

③ 검체(mL): S 0.5

검체용기: SST

④ 참고치

M: 2.8~8.8 ng/mL

F: 0.1~0.8 ng/mL

(5) Free Testosterone

① 분류번호, 보험코드: **나232, CX232**

② 검사항목: **Free Testosterone**

③ 검체(mL): S 1.0

검체용기: SST

④ 참고치

Male		Female	
20~39세	8.8~27 pg/mL	20~39세	0.06~2.57 pg/mL
40~59세	7.2~23 pg/mL	40~59세	0.04~2.03 pg/mL
60~80세	5.6~19 pg/mL	60~80세	0.03~1.55 pg/mL

⑤ Testosterone은 androgen의 대표적인 호르몬으로 남성은 그 대부분이 고환의 Leydig 세포에서 생산된다. 남성에서는 내·외성기 분화, 성 성숙, 정자형성성행동, 수행 등에 중요한 역할을 한다. 여성에서는 부신과 난소에서 합성되는 androstenedion에서 전환되는 생성물로 진단에 중요하다.

➡ 증가: 남성-고환암, 부신피질종양, 갑상선기능항진증

여성-자궁내막암, 임신, 남성화, 난소종양, 선천성 부신과형성

➡ 감소: 남성-거세

※ 일내변동: 조조~오전 증가, 오후~심야 감소

(6) Progesterone

① 분류번호, 보험코드: **나346, C3460005**

② 검사항목: **Progesterone(황체호르몬)**

③ 검체(mL): S 0.5

검체용기: SST

④ 참고치

Male	0.10~0.80 ng/mL
Female	follicular 0.17~1.56 ng/mL
	Luteal 1.62~31.70 ng/mL
	Mid Luteal 5.40~31.70 ng/mL
	Post Menopausal ND-0.80 ng/mL
	Oral Contracep ND-0.60 ng/mL
Pregnancy	1st Trimester: 7.40~37.50 ng/mL
	2nd Trimester: 18.70~96.73 ng/mL
	3rd Trimester: 56.75~196.0 ng/mL

⑤ 여성에서 난소, 특히 황체 및 태반에서 합성 분비되고 임신과 관련된 호르몬이다. 따라서 PG는 난소 및 태반기능의 지표로서 임상에 응용한다.

➡ 증가: 선천성 부신과형성, Cushing증후군, 신부전, 임신

➡ 감소: 자궁내 태아사망, 무월경, 배란이상, Addison병, 뇌하수체기능저하증

(7) β-HCG

① 분류번호, 보험코드: **나352, C3520005**

② 검사항목: **β-HCG (Beta Human Chorionic Gonadotropin)**

③ 검체(mL): S 0.5

검체용기: SST

④ 참고치

Male	< 10 mIU/mL
Female	Non Preg: < 10 mIU/mL
	Time After Conception mIU/mL
	1st Week Up to 50mIU/mL
	2nd Week Up to 400 mIU/mL
	3rd Week 100~4000mIU/mL
	4th Week 1000~20000 mIU/mL
	2nd Month 4000~130000 mIU/mL
	3rd Month 30000~200000 mIU/mL
	2nd Trimester 7000~120000 mIU/mL
	3rd Trimester 1000~80000 mIU/mL

⑤ HCG는 난소에서 progesterone, 고환에서 testosterone의 분비를 촉진한다. HCG는 원래 정상조직에서 분비되지 않으므로 혈중, 요중에서 검출된다는 것은 융모조직에서의 존재나 이소성으로 hCG가 생산되는 조직이 존재한다는 것을 의미한다. HCG측정은 임신조기진단, 절박한 유산가부판정, 치료치침, 예후추정, 융모성 질환 또는 이소성 HCG생산 종양의 진단, 치료효과 등에 유용하다. 일반적으로 배란 24일 후에 양성을 나타낸다.

➡ 증가: 임신, 융모성 종양

➡ 감소: 자궁외임신, 유산

9 췌장 · 소화관 기능 검사

(1) C-Peptide

① 분류번호, 보험코드: **나343, C3430005**

② 검사항목: **C-Peptide**

③ 검체(mL): S 0.5, 24U 10.0 (축뇨량 기입)

검체용기: SST, 24U 채뇨봉투

④ 참고치

혈청: 1.1~3.5 ng/mL

소변: 23~140 μg/day

⑤ C-Peptide란 insulin의 전구물질인 proinsulin을 연결하는 connecting peptide의 약칭이다. Proinsulin 1분자가 분해되면 insulin 및 C-Peptide가 각각 1분자가 생기고 양자는 동시에 혈중으로 유출된다. 따라서 혈중 C-Peptide를 측정하면 insulin분비 상태를 추정할 수 있다.

➡ 증가: Insulinoma, 인슐린 자가면역증후군, 인슐린항체존재

➡ 감소: 당뇨병, 췌장암, 하수체기능저하증

심사지침

췌장의 인슐린 분비능력을 평가하는 나341 Insulin검사와 나343 C-Peptide 연속검사의 인정기준은 다음과 같이 함.

- 다 음 -

가. 실시 횟수

특별한 문제가 없는 당뇨병 환자에서는 자극물질 투여 후 시간별로 수회의 검사를 할 필요가 없으므로 자극물질의 종류와 관계없이 자극물질 투여 전 1회(기초1회)와 투여 후 1회 실시를 원칙으로 하여, Insulin검사와 C-Peptide검사를 각 2회씩 인정함.

다만, 저혈당, Insulin Resistance 등 특수한 경우는 연속검사 1회 실시시 기초 1회와 자극 후 수회를 실시할 수 있음.

나. 실시 간격

6개월에 1회 인정함을 원칙으로 하되, 갑작스런 환자상태의 변화가 있거나 치료방법의 변경(예: 경구혈당강하제 → Insulin주사제) 등이 있는 경우는 6개월 내에 실시하더라도 인정함.

(2) Gastrin

① 분류번호, 보험코드: **나345, C3450005**

② 검사항목: **Gastrin**

③ 검체(mL): S 1.0

검체용기: SST

④ 참고치: ≤90 pg/mL

⑤ Gastrin은 위유문 점막과 십이지장 점막에 존재하는 G세포에서 분비되는 peptide 호르몬으로 주작용은 위체부선에 있는 벽세포를 자극하여 위산을 분비시킨다.

➡ 증가: Zollinger-Ellison증후군, 악성빈혈, 위축성 위염

➡ 감소: 유문동 부위의 진행위암, 역류성식도염

(3) Pepsinogen I

① 분류번호, 보험코드: **나362, C3620005**

② 검사항목: **Pepsinogen I**

③ 검체(mL): S 3.0

검체용기: SST

④ 참고치: 0~70 ng/mL

⑤ Pepsin의 불활성 전구체인 pepsinogen은 위저선의 주세포가 중심인 점막세포에서 합성되는데, 그 대부분은 위내강으로 분비된다. Pepsinogen은 그 면역학적 성질에 따라 PG I, PG II로 분류하는데, PG I은 위저선 영역에서만 생산되지만 PG II는 분문선, 유문선이나 십이지장선에서도 나타난다.

➡ 위암발생의 고위험군인 위축성 위염 진단

10 부신수질 기능 검사

(1) Corticosterone

① 분류번호, 보험코드: **나324, CA246**

② 검사항목: **Corticosterone (Compound B)**

③ 검체(mL): S 1.0

검체용기: SST

④ 참고치

F: 0.21~8.48 ng/mL

M: 0.38~8.42 ng/mL

⑤ Corticosterone은 mineralosteroid로 주로 부신피질 속상대에서 분비된다. ACTH의지배하에 분비조절되어 ACTH에 대한 부신의 반응성을 알 수 있다. 또한 corticosterone 생합성에 관여하는 21-hydroxylase, 11β-hydroxylase의 이상 여부, aldosterone생합성 이상을 진단한다.

➡ 증가: 부신종양, 이소성 ACTH생산종양, 17α · 18-Hydroxylase 결손증

(2) Cortisol

① 분류번호, 보험코드: **나324, C3248005**

② 검사항목: **Cortisol (Compound A)**

③ 검체(mL): S 0.5

검체용기: SST

④ 참고치

AM : 5~25 ㎍/mL

PM : 2.5~12.5 ㎍/mL

⑤ Cortisol은 glucocoritcoid의 주요 호르몬으로 부신피질 속상대에서 분비되며, 그 분비는 뇌하수체에서 분비되는 ACTH에 의해 조절된다. 생체의 항상성 유지, stress에 대응하는 가장 중요한 호르몬으로 당신생 촉진, 지질대사 조절이나 항염증 작용 등이 주요 작용이다.

➡ 증가: Cushing증후군, 갑상선기능항진증, 고혈압, 당뇨병, 스트레스

➡ 감소: 부신피질기능저하증, Addison병

(3) Free Cortisol

① 분류번호, 보험코드: **나324, C3249005**

② 검사항목: **Free Cortisol**

③ 검체(mL): 24U 5.0(뇨방부제 Boric acid) 축뇨량 기입

검체용기: 24U 채뇨봉투

④ 참고치: 9~156 ㎍/day

⑤ Cortisol은 glucocoritcoid의 주요 호르몬으로 부신피질 속상대에서 분비되며, 그 분비는 뇌하수체에서 분비되는 ACTH에 의해 조절된다. 생체의 항상성 유지, stress에 대응하는 가장 중요한 호르몬으로 당신생 촉진, 지질대사 조절이나 항염증 작용 등이 주요 작용이다.

➡ 증가: Cushing증후군, 갑상선기능항진증, 고혈압, 당뇨병, 스트레스

➡ 감소: 부신피질기능저하증, Addison병

10 종양 표지자 검사

(1) AFP

① 분류번호, 보험코드: **나421, C4212005**

② 검사항목: **AFP (α-Fetoprotein, 알파태아단백)**

③ 검체(mL): S 0.5

검체용기: SST

④ 참고치: ≤15 ng/mL

⑤ AFP는 암태아성 단백으로 간세포가 암화되면 종양세포 자체가 AFP 생성을 하여 혈중 AFP의 증량을 일으킨다. 혈청 AFP측정 의의는 원발성 간세포암(90%)과 태아성암(York sac종양)의 진단과 병상 경과(치료 효과 또는 수술 후 재발)의 monitoring에 있다. 간염 증례는 회복 초기에 혈청 AFP가 증가한 이후 감소하는데 전격성 간염 또는 아급성 간염의 예후 판정에 혈청 AFP측정은 유용하다.

➡ 증가: 간암종, 간세포암, Yolk sac종양, 유아간염, 간경변, 간염 임신 후반

심사지침

나421 α-Fetoprotein (AFP) 검사의 인정횟수는 다음과 같이함. (2014.3.1일부터)

- 다 음 -

가. 악성종양 치료시

- 수술 전·후 각 1회, 경과 관찰을 위해서 2~3개월에 1회씩 인정하되
- 시술(예: TACE, PEIT, RF ablation 등)의 효과판정을 위해 시술 후 1회, 경과관찰을 위해서 2~3개월에 1회씩 인정
- Germ celltumor 치료 후 추적검사는 첫 1년은 1개월에 1회를 인정
  2년째는 2~3개월에 1회, 3년째는 3~6개월에 1회, 5년까지는 6~12개월에 1회, 그 이후에는 연 1회 인정

나. 간암 조기진단시

간암의 고위험군[간경변, 40세 이상 바이러스성(B, C형) 만성간염, AFP가 증가된 경우, 간암의 가족력 등]인 경우에는 3~6개월 간격으로 인정

(2) AFP

① 분류번호, 보험코드: **나**421, C4212

② 검사항목: **AFP (α-Fetoprotein)**

③ 검체(mL): S 0.5

검체용기: SST

④ 참고치: ≤15 ng/mL

⑤ 위 나421, C4212005와 동일

(3) CA125

① 분류번호, 보험코드: **나**424, C4240005

② 검사항목: **CA125**

③ 검체(mL): S 0.5

검체용기: SST

④ 참고치: ≤35 U/mL

⑤ CA 125는 난소의 장액에서 난소낭선암의 배양주 OVCA433을 면역원으로 제조한 monoclonal 항체 OC125가 인식하는 항원이다. 면역조직학적으로 상기의 선암, 유내막암, 장액성 낭포선종, 미분화암에 존재하고, 태생기에는 체강막, 양막에 존재한다. 난소암에서 80~90% 높은 양성률을 나타내며 특히 장액성 난포선암에서 높은 양성률을 보이는 것이 인정되어 있다.

➡ 증가: 난소암, 자궁내막염, 자궁근종, 간암, 장막염

※ 여성의 임신, 생리시 위양성을 나타날 수 있음

(4) CA 125

① 분류번호, 보험코드: **나**424, C4240

② 검사항목: **CA125**

③ 검체(mL): S 0.5

검체용기: SST

④ 참고치: ≤35 U/mL

⑤ 위 나424, C4240005와 동일

(5) CA 15-3

① 분류번호, 보험코드: **나433, C4330005**

② 검사항목: **CA 15-3**

③ 검체(mL): S 0.5

검체용기: SST

④ 참고치: ≤28.0 U/mL

⑤ 유방암 환자의 원격전이 여부를 파악하는 데 가장 좋은 검사이며 진행 및 재발성 유방암에 대한 치료효과도 양호하게 반영한다. 원발성 유방암에서 치료 전(주로 수술) 암종의 확산 여부를 알기 위하여 측정한다. 이것으로 근치수술의 가능성이나 임상적으로 알기 힘든 불현성 원격전이의 존재를 어느 정도 예측할 수 있다. 수술후에는 병기 또는 조직학적 진행도에 따라 정기적으로 측정하여 재발을 미리 예측하는 데도 이용한다.

➡ 증가: 전이성 유방암, 폐선암, 난소암

(6) CA 19-9

① 분류번호, 보험코드: **나423, C4230005**

② 검사항목: **CA 19-9**

③ 검체(mL): S 0.5

검체용기: SST

④ 참고치: ≤37 U/mL

⑤ CA 19-9는 SW 1116 배양액에 출현하는데, 이것이 암환자 혈중에서도 검출되어 임상 응용이 가능하게 되었다. 면역조직학적으로 대장암 59%, 췌장암 86%, 위암 89%, 간암 9%, 담낭암 40%에서 양성을 나타낸다. 암의 치료, 수술, 재발 등 결과를 monitor하는데 사용되며 소화기암에서 흔희 검사하는 CEA와 함께 동시에 측정함으로써 췌장암 증례에서 100%에 가까운 양성률을 높일 수 있다.

➡ 증가: 췌장암, 담낭·담관암, 위암, 대장암

(7) CA 19-9

① 분류번호, 보험코드: **나423, C4230**

② 검사항목: **CA 19-9**

③ 검체(mL): S 0.5

검체용기: SST

④ 참고치: ≤37 U/mL

⑤ 위 나423, C4230005와 동일

(8) CA 72-4

① 분류번호, 보험코드: **나426, C4260005**

② 검사항목: **CA 72-4**

③ 검체(mL): S 1.0

검체용기: SST

④ 참고치: ≤4 U/mL

⑤ 악성종양 환자에 대하여 다른 각종 종양마커 양성률과 비교 검토한 결과를 보면 CA 72-4는 위암, 대장암, 난소암에서 높은 양성률은 보인다.

➡ 증가: 소화기암, 난소암, 유방암

(9) CEA

① 분류번호, 보험코드: 나422, C4220005

② 검사항목: **CEA (Carcinoembryonic Ag)**

③ 검체(mL): S 1.0

검체용기: SST

④ 참고치: ≤5 ng/mL (Smoker: <10)

⑤ CEA는 사람 태아 장조직 및 결장암 조직에 다같이 존재하는 단백으로 발견한 암태아성 단백이며, 특정 장기에 대한 특이성은 없고 광범위한 상피성 악성종양에 대한 종양 마커이다. 수술 후 경과관찰에 유용하여 완치수술 성패의 판단이나 재발발견에 유용한 정보를 제공하며, 비관혈적 치료법(화학요법, 방사선요법, 호르몬요법) 등의 효과판정에도 유용하다.

➡ 증가: 전이성 간암, 결장직장암, 췌장암, 담도암, 폐암, 위암, 유방암

※ CEA는 흡연량에 비례하여 증가함.

(10) CEA

① 분류번호, 보험코드: **나422, C4220**

② 검사항목: **CEA (Carcinoembryonic Ag)**

③ 검체(mL): S 1.0

검체용기: SST

④ 참고치: ≤5 ng/mL (Smoker: <10)

⑤ 위 나422, C4220005와 동일

(11) Ferritin

① 분류번호, 보험코드: **나252, C2520005**

② 검사항목: **Ferritin**

③ 검체(mL): S 0.5

검체용기: SST

④ 참고치

M: 38~280 ng/mL

F: 9~90 ng/mL

⑤ Ferritin은 철을 무해한 형태로 세포에 저장하는 일과 transferrin과의 사이에서 철을 취하거나 방출하여 혈청 철을 유지한다. 또한 악성종양 환자에서는 혈중에 때때로 현저한 증가를 보인다.

➡ 증가: Hemochromatosis, 재생불량성 빈혈, 철아구성 빈혈, 철불응성 빈혈, 백혈병, 간암, 췌장암

➡ 저하: 철결핍성 빈혈, 임신, 수유

(12) Free PSA

① 분류번호, 보험코드: **너321, CX321005**

② 검사항목: **Free PSA (Free Prostate Specific Ag)**

③ 검체(mL): S 1.0

검체용기: SST

④ 참고치: 0.03~0.50 ng/mL

⑤ 혈중에서 PSA는 대부분이 protease inhibitor인 α1-안티키모트립신(ACT), 일부는 α2-마크로글로불린과 결합해 복합체를 형성하고(복합형 PSA), 나머지(5~40%)가 비결합의 유리형 PSA의 형태로 존재하고 있다. 최근 전립선암 환자에서 총 PSA에 대한 유리형의 비가 전립선 비대증 환자에 비해 낮은 경향이 보고되어 있다.

➡ 증가: 전립선암

(13) PAP

① 분류번호, 보험코드: **나429, C4290005**

② 검사항목: **PAP (Prostatic Acid Phosphatase)**

③ 검체(mL): S 0.5

검체용기: SST

④ 참고치: 0.51~3.49 ng/mL

60~70 years: 0.60~4.63 ng/mL

70~80 years: 0.57~3.06 ng/mL

⑤ Acid phosphatase(ACP) 중의 전립선 유래 ACP이다. PAP는 진행암의 발견에는 상당한 위력을 발휘하나 조기암의 이상치 출현율은 그리 높지 않고 양성질환에서의 가양성 예에서 주의를 요한다. PAP는 치료 후의 병세 추이를 쉽게 추적할 수 있으므로 치료 효과를 판정하고 재발 여부를 검색하는 데도 아주 유용하다.

➡ 증가: 전립선암, 전립선비대증, 전립선염

(14) SCC

① 분류번호, 보험코드: **나430, C4300005**

② 검사항목: **SCC (Squamous Cell Carcinoma)**

③ 검체(mL): S 0.5

검체용기: SST

④ 참고치: ≤1.5 ng/mL

⑤ SCC항원은 편평상피의 관련 물질로 편평상피의 분화과정의 한 시기에 출현하는 단백으로 편평상피암 이외에 정상 편평상피에서도 나타난다. 그러나 편평상피암에서는 특수한 아분획이 증가하여 암환자 혈중에는 SCC항원이 출현하기 쉽다. SCC항원은 자궁경부암을 위시하여 폐암이나 식도암 등 각종 장기의 편평상피암에서 혈중 양성 예가 많다.

➡ 증가: 자궁경부암, 폐편평상피암, 식도암

(15) PSA

① 분류번호, 보험코드: **나428, C4280005**

② 검사항목: **PSA (Prostate Specific Ag)**

③ 검체(mL): S 0.5

검체용기: SST

④ 참고치: ≤4.0 ng/mL

⑤ PSA는 전립선 상피세포에 존재하는 당단백으로 전립선비대증 조직에서 분리한 것이다. 혈중 PSA는 이선상피가 악성종양, 기타 요인으로 상해를 받으면 순환 혈중에 유출된다. 전립선암의 III, IV기에는 고율로 양성이 보이지만 I, II기에서는 양성률도 낮고 또한 양성질환에서도 양성률이 높아 특이도가 낮다. 그러나 치료효과 판정에는 유용한 지표가 된다.

➡ 증가: 전립선암, 전립선비대증, 전립선염

(16) PSA

① 분류번호, 보험코드: **나428, C4280**

② 검사항목: **PSA (Prostate Specific Ag)**

③ 검체(mL): S 0.5

검체용기: SST

④ 참고치: ≤4.0 ng/mL

⑤ PSA는 전립선 상피세포에 존재하는 당단백으로 전립선비대증 조직에서 분리한 것이다. 혈중 PSA는 이선상피가 악성종양, 기타 요인으로 상해를 받으면 순환 혈중에

유출된다. 전립선암의 III, IV기에는 고율로 양성이 보이지만 I, II기에서는 양성률도 낮고 또한 양성질환에서도 양성률이 높아 특이도가 낮다. 그러나 치료효과 판정에는 유용한 지표가 된다.

➡ 증가: 전립선암, 전립선비대증, 전립선염

심사지침

전립선특이항원(PSA) 검사 및 유리전립선특이항원(free PSA) 검사는 다음과 같이 인정함.

- 다 음 -

가. 전립선특이항원(PSA) 검사

(1) 40세 이상: 하부요로증상 등 임상소견, 병력 또는 검사결과 암이 의심되는 경우

(2) 40세 미만: 전립선암의 가족력이 있거나, 직장수지검사 또는 초음파검사 등에서 전립선암이 의심되거나, 과거 전립선특이항원 검사 결과 이상(2.0 ng/mL 이상)이 있는 경우

나. 유리전립선특이항원(Free PSA) 검사는 PSA 검사결과 2.0 ng/mL 이상에서 시행한 경우

다. 직장수지검사 또는 초음파검사 등에서 암이 의심되는 객관적 소견이 있는 경우에는 PSA 검사와 free PSA 검사 동시 시행시에도 인정(시행일: 2013.4.30부터)

☞ 개정사유: 40세 미만 환자에게도 전립선특이항원 검사를 선별적으로 시행할 수 있도록 급여기준 개선

(17) β2-Microglobulin (β2-MG)

① 분류번호, 보험코드: **나223, C2230**

② 검사항목: **β2-Microglobulin (β2-MG)**

③ 검체(mL): S 0.5, RU

검체용기: SST

④ 참고치

혈청: 3.0 ㎍/mL

혈청: ≤0.3 ㎍/mL

⑤ 림프구계 세포를 위시하여 적혈구를 제외한 거의 모든 유핵세포에서 생산되는데 그 유핵 세포 표면에 존재하는 주요 조직적합 유전자 복합체 Class I분자인 조직적합 항원의 Lchain을 담당한다. β2-MG는 저분자량으로 인하여 사구체 기저막을 용이하게 통과하여 세뇨관에서 거의 대부분이 재흡수, 이화되므로 건강인 요에는 거의 나타나지 않는다.

➡ 증가: 악성종양, 만성림프구성 백혈병, 다발성 골수종

심사지침

1. 종양표지자(Tumor Marker)검사의 인정기준은 다음과 같이 함.

- 다 음 -

가. 악성종양이 원발장기에 있는 경우: 최대 2종 인정.

나. 악성종양이 원발장기와 속발(전이)장기에 있거나 악성종양이 의심되는 경우: 원발장기 2종을 포함하여 최대 3종 인정

다. 원발장기가 확인이 안 된 상태에서 암이 의심되어 실시하는 경우: 장기별로 1종씩 인정하되, 최대 3종까지만 인정. 다만, 난소암이 의심되는 경우는 조직학적 타입에 따라 specific tumor marker가 각기 다를 수 있으므로, 치료 전 검사로 1회에 한하여 최대 5종까지 인정함.

2. 각 장기의 Specific Tumor Marker는 아래와 같으며, Specific Tumor Marker가 없는 장기의 경우도 상기 인정기준을 적용함.

- Liver : AFP
- Colon : CEA, CA 19-9
- Testis : HCG, AFP
- Prostate : PSA, PAP
- Breast : CA 15-3
- Ovary : HCG, AFP, CEA, CA125, CA130, CA 19-9

- Pancreas : CA19-9
- Hepatoblastoma : HCG, AFP
- Chorionic carcinoma : HCG

위암 수술 후 재발 확인을 위한 Tumor Marker 검사 인정기준(2007-08-30)

위암 수술 후 재발 및 전이여부 확인 위하여 tumor marker검사시 수술 전에 실시한 종목을 수술후에 추적관찰하여야 하므로 위암 수술 전·후로 각각 최대 3종까지 인정함.

1 선천성 기형아 선별검사

(1) AF-AFP (Amniotic Fluid Alpha Fetoprotein)

① 분류번호, 보험코드: **나421, C4212**

② 검사항목: **AF-AFP (Amniotic Fluid Alpha Fetoprotein)**

③ 검체(mL): 양수 3.0 (전용의뢰서 첨부)

검체용기: 양수 전용용기

④ 참고치: ng/mL

Wks	Median	Range(0.4-2.0)
15	16440	66570-32880
16	17100	6840-34200
17	13580	5430-27170
18	10890	4350-21780
19	9160	3660-18300
20	7720	3090-15450

⑤ 신경관 결손은 다운증후군과 더불어 가장 흔한 태아 기형의 하나로 발생 빈도는 신생아 1,000명 중 1~2명이다. 태아의 발생시 척추나 뇌의 불완전 또는 비정상적 형성으로 인해 발생하는 태아 기형으로서, 두개골과 뇌에 결손이 생겨 사산 또는 출산 후 사망하게 되는 무뇌아, 척추에 결손이 생겨서 심각한 신경 이상 및 신체마비, 장기

기능의 부전 등을 일으키거나 뇌수종 또는 지능장애를 일으키는 척추이분이 있다.

양수내 AFP를 측정하여 진단할 수 있으나 위양성률이 높기 때문에 양수 AChE검사를 병행하는 것이 중요하다. AChE는 분자량이 매우 커서 태아의 소변을 통하여 분비되지 못하므로 정상 양수내에서는 발견되지 않으나 신경관 결손이 있는 태아에서 발견된다.

➡ 태아 신경관결손증 진단검사

(2) Triple Marker

① 분류번호, 보험코드: **나421, 나352, 나327, C4212, C3520, C3270**

② 검사항목: **Triple Marker(MS-AFP, MS-hCG, Unconjugated E3)**

③ 검체(mL): S 1.0 (전용의뢰서 첨부)

검체용기: SST

④ 참고치: 결과지 참조

⑤ Triple marker는 임신중기(14~22주)에 혈청을 이용하여 태아에서 생성된 특정지표(AFP, uE3, hCG)를 동시에 검사하므로서 분만 전에 다운증후군, 신경관 결손, 에드워드 증후군을 가진 태아를 분만할 가능성이 있는 고위험군의 산모를 선별하는 검사이다. 다운증후군(Down syndrome)의 검출률은 약 60% 정도, 신경관결손증(Neural tube defect, NTD)의 검출률은 80~90% 정도이다. 다운증후군 태아를 임신한 경우 AFP와 uE3는 감소, hCG는 증가된 양상을 보이며, 에드워드증후군 태아를 임신한 경우에는 3가지 표지물질의 농도가 모두 다 감소하는 경향을 보인다. Quad test는 Triple marker에 Inhidin A를 추가함으로써 다운증후군의 검출률을 약 15~20% 증가시키며, 위양성률은 약 3%로 낮출 수 있다. Inhibin A는 월경주기 동안이나 임신 초기에 황체에 의해 생성된다. 초기 난포기에 월경이 시작할 때는 매우 낮은 수치를 나타나며, 난포기 말기에는 이 수치가 매우 증가하며 황체기 중기에는 최대치에 이른다. 임신중 first trimester 기간 동안에 산모혈청의 Inhibin A는 상승하며, 약 10주 후에는 감소하다가 15~25주 사이에는 수치가 안정적으로 유지되며 그 후에 점차 증가하여 출산예정일에는 최대에 이른다. 다운증후군 태아를 임신한 경우 Inhibin A는 증가한다.

※ 다운증후군 양성 → 양수 chromosome study 및 FISH검사로 확인 검사 요함.
신경관결손증(NTD) 양성 → 양수 AFP 및 acetylcholinesterase검사로 확인 검사 요함.

2 기타 검사

(1) Erythropoietin (EPO)

① 분류번호, 보험코드: **나357, C3570005**

② 검사항목: **Erythropoietin (EPO)**

③ 검체(mL): S or EDTA P 1.5

검체용기: SST, EDTA tube

④ 참고치: 4.3~29.0 mIU/mL

⑤ EPO는 적혈구 생산을 특이적으로 촉진하는 조혈인자로서 빈혈이 의심될 때 Hb농도와 비교하여 판단하는 것이 중요하다.

➡ 증가: 빈혈, Polycystic kidney

➡ 감소: 만성다혈구증, 만성신장염

(2) *Chlamydia pneumoniae* PCR

① 분류번호, 보험코드: **나595, C5956006**

② 검사항목: ***Chlamydia pneumoniae* PCR**

③ 검체(mL): Sputum

검체용기: 비인두흡인물 객담용기

④ 참고치: Negative

⑤ *C. pneumoniae*는 사람을 자연숙주로 하여 사람에서 사람으로 감염을 일으켜 폐렴, 기관지염, 인두염, 부비동염을 일으키는 병원체이다. 학교내나 가족내에서 집단감염이 보고되고 있고 성인폐렴의 많은 경우가 *C. pneumoniae*에 기인한다.

➡ 폐렴, 기관지염, 인후염

(3) *C. trachomatis* PCR

① 분류번호, 보험코드: **나595-1, C6029**

② 검사항목: ***C. trachomatis* PCR**

③ 검체(mL): Vaginal swa, RU, Sputum,

검체용기: 안구분비물

④ 참고치: Negative

⑤ 성병, 요도염, 신생아결막염, 폐렴, 성병림프성 육아종의 원인균이며 *C. trachomatis* 의 DNA를 검출함으로써 신속하고 정확하게 검출할 수 있다.

(4) *C. trachomatis* PCR

① 분류번호, 보험코드: **나595, C5956006**

② 검사항목: ***C. trachomatis* PCR**

③ 검체(mL): 유전자 검사 swab

검체용기: 소변용기 등

④ 참고치: Negative

⑤ 성병, 요도염, 신생아결막염, 폐렴, 성병림프성 육아종의 원인균이며 *C. trachomatis* 의 DNA를 검출함으로써 신속하고 정확하게 검출할 수 있다.

(5) HBV PCR(정성)

① 분류번호, 보험코드: **나595, C5954006**

② 검사항목: **HBV PCR(정성)**

③ 검체(mL): S 1.0

검체용기: SST

④ 참고치: Negative

⑤ 혈중 HBV DNA를 측정하여 신속하고 정확하게 검출할 수 있어 B형 간염 바이러스의 검출에 용이하며, HBV 정량검사는 민감도가 우수한 Real time PCR 정량법을 통해 최적의 치료 경과 모니터링이 가능하다.

(6) Lamivudine Resistance HBV Test

① 분류번호, 보험코드: **너562, CY637006**

② 검사항목: **Lamivudine Resistance HBV Test**

③ 검체(mL): S 1.0

검체용기: SST

④ 참고치: Negative

⑤ 라미부딘에 내성을 갖는 변이형을 확인하는 검사이다. 이 변이형은 HBV 중합효소(polymerase) 유전자 내에 위치한 YMDD motif에 아미노산의 변환을 일으켜 결합하는 부위에 라미부딘 결합을 약화시켜 치료의 실패 및 재발을 일으킨다.

➡ HBV의 변이형 확인

(7) *Helicobacter pylori* PCR

① 분류번호, 보험코드: **나595, C5956006**

② 검사항목: ***Helicobacter pylori* PCR**

③ 검체(mL): 위조직

검체용기: Gastric fluid 플라스틱 plain tube

④ 참고치: Negative

⑤ *H. pylori*는 위염, 위암의 원인균으로 *H. pylori*의 DNA를 직접 검출함으로써 현재 감염상태를 파악할 수 있다.

(8) *M. tuberculosis* MDR-Rifampicin

① 분류번호, 보험코드: **너575, CY751006**

② 검사항목: ***M. tuberculosis* MDR(Multiple Drug Resistance)-Rifampicin**

③ 검체(mL), 검체용기: 균주

④ 참고치: 결과지 참조

⑤ 결핵치료제 가운데 가장 중요한 Rifampicin과 Isoniazid에 내성인 결핵균 변이유전자를 검출한다.

※ Rifampicin과 Isoniazid 함께 의뢰 요망.

(9) TB PCR(결핵균검사)

① 분류번호, 보험코드: **나**595-1, C6021006

② 검사항목: **TB PCR(결핵균검사)**

③ 검체(mL), 검체용기: Sputum, BF, EDTA WB, Tissue, Pus 등 객담용기, EDTA tube 등

④ 참고치: Negative

⑤ PCR법을 이용한 결핵균(M.tb)검사는 진단이 신속하며 균수가 적은 객담 및 체액에서 매우 민감도가 뛰어나 결핵균 진단에 매우 유용하다.

11 일반 미생물 검사(Microbiology Test)

(1) Gram Stain

① 분류번호, 보험코드: **나400, B4101**

② 검사항목: **Gram Stain**

③ 검체(mL): 감염 및 관련 부위

④ 참고치: 없음

⑤ Gram Stain은 가장 기본이 되는 염색법으로 모양, 크기, 배열, 염색성 등에 의해 세균을 분리하는 데 중요하며, 감염원을 신속히 진단하는 데 도움이 되는 중요한 검사이다.

※ Cytospin: 자동으로 slide에 집균 도말함으로써 검출률을 높일 수 있다.

(2) Gram Stain(Cytospin)

① 분류번호, 보험코드: **나400, B4112**

② 검사항목: **Gram Stain(Cytospin)**

③ 검체(mL): 감염 및 관련 부위

④ 참고치: 없음

⑤ 위 나400, B4101와 동일

(3) Culture & I.D

① 분류번호, 보험코드: **나405, B4051**

② 검사항목: **Culture & I.D(세균배양 및 동정)**

③ 검체(mL), 검체용기: 감염 및 관련부위(CSF-실온보관)

④ 참고치: No growth

⑤ 균을 순수 배양하여 동정

(4) Antibiotic Susceptibility Test

① 분류번호, 보험코드: **나406, B4061**

② 검사항목: **Antibiotic Susceptibility Test**

③ 검체(mL): 배양균주

④ 참고치: 결과지 참조

⑤ 병원균에 대한 항균제 내성 감수성 검사로 세균이 접종된 배지에 항균 디스크를 접종한 후 그 억제대를 측정하여 감수성 약제와 내성약제를 감별한다(Diskdiffusion법).

> ※ MIC법(Minimum Inhibition Concentration): 균이 자라지 못하게 하는 최소 억제 농도를 알 수 있음.

(5) Antibiotic Susceptibility Test

① 분류번호, 보험코드: **나406, B4061**

② 검사항목: **Antibiotic Susceptibility Test**

③ 검체(mL): 배양균주

④ 참고치: 결과지 참조

⑤ 위 나406, B4061와 동일

(6) Blood Culture

① 분류번호, 보험코드: **나405, B4051**

② 검사항목: **Blood Culture**

③ 검체(mL), 검체용기: 호기성(Red), 혐기성(Blue) 5~10 mL, 전용용기

④ 참고치: No growth

⑤ 혈액내 패혈증, 균혈증, 장티푸스 등을 진단

채혈방법

① 채혈시기는 일정한 시기마다 열이 나는 환자일 경우 열나기 직전에 채혈한다. (발열시기를 예측할 수 없을 때는 열이 날 때 채혈한다.)

② 30분 간격으로 3회 채혈하는 것이 원칙이다. (1회 채혈시 10 mL)

③ 호기성/혐기성 배지에 각각 혈액 5 mL를 접종해서 배양한다.

(7) Anaerobic Culture

① 분류번호, 보험코드: **나405, B4051**

② 검사항목: **Anaerobic Culture**

③ 검체(mL), 검체용기: 감염 및 관련부위(공기노출 주의), 수송배지

④ 참고치: No growth

⑤ 혐기성균은 산소에 다양한 감수성을 가지고 있어 올바른 검체의 채취와 수송이 중요하다.

➡ 혐기성 세균 배양 동정

(8) Wet Smear

① 분류번호, 보험코드: **나4, B0042**

② 검사항목: **Wet Smear**

③ 검체(mL): Vaginal swab
검체용기: 플라스틱 plain tube

④ 참고치: -

⑤ 질염의 원인인 트리코모나스균 진단.

(9) Stool Occult Blood

① 분류번호, 보험코드: **나65, B0650**

② 검사항목: **Stool Occult Blood**

③ 검체(mL): Stool 2 g
검체용기: 대변용기

④ 참고치: Negative

⑤ 육안으로 확인되지 않는 소량의 혈액이 혼입되어 있는지를 검출하는 것으로 소화궤양, 암종, 결핵, 적리, Typhus 등과 같이 소화관 궤양성 전이를 일으키는 질환의 진단, 치료상에 대변의 잠혈반응이 매우 중요하다.

➡ 소화관 출혈, 대장암 등 선별

※ 가양성 : 육류, 고추냉이, 바나나, 배, Vit. C, 철분제제, 소염제 등 섭취

(10) Stool Occult Blood

① 분류번호, 보험코드: **나65, B0651**

② 검사항목: **Stool Occult Blood**

③ 검체(mL): Stool 2 g

검체용기: 대변용기

④ 참고치: Negative

⑤ 위 나65, B0650와 동일

➡ 소화관 출혈, 대장암 등 선별

(11) Stool pH

① 분류번호, 보험코드: **나69, B0690**

② 검사항목: **Stool pH**

③ 검체(mL): Stool 2 g

검체용기: 대변용기

④ 참고치: 7.0~7.5

⑤ 정상분변은 거의 중성에 가까운 약산성 또는 알칼리성이다. 일반적으로 육식 후에는 알칼리성으로 기울고, 당질 및 지방을 섭취한 경우에는 산성으로 기운다. 이상 발효가 있을 경우에는 산성이 되고, 부패현상이 심한 경우 알칼리성이 된다.

(12) Stool WBC

① 분류번호, 보험코드: **나67-1, B0675**

② 검사항목: **Stool WBC**

③ 검체(mL): Stool 2 g

검체용기: 대변용기

④ 참고치: Not found

⑤ 설사질환 검사

1 비정형 폐렴검사

(1) *Chlamydia pneumoniae* culture

① 분류번호, 보험코드: **너301, BY302006**

② 검사항목: ***Chlamydia pneumoniae* culture**

③ 검체(mL), 검체용기: Nasopharyngeal asp.

④ 참고치: Negative

⑤ *C. pneumoniae*는 폐렴, 기관지염, 인두염, 부비동염을 유발하며, 특히 지역사회 획득 폐렴의 약 10~20%를 차지하는 중요한 균이다. *C. pneumoniae*에 대한 형광항체법 적용시 직접 검출이 가능하지만 이 방법은 아주 많은 양의 *Chlamydia*를 필요로 하며 일반적으로 배양 후에 염색법을 적용하여 검사한다.

(2) *Mycoplasma pneumoniae* culture

① 분류번호, 보험코드: **너301, BY301006**

② 검사항목: ***Mycoplasma pneumoniae* culture**

③ 검체(mL), 검체용기: Nasopharyngeal asp.

④ 참고치: Negative

⑤ *M. pneumoniae*는 사람의 호흡기 점막을 통하여 감염되어 원발성 이형폐렴, 수포성고막염, 유사인플루엔자 증상, 발진 등을 일으킨다. 임상증상만을 토해 *M. pneumoniae*와 다른 병원균에 의한 감염을 구분하기에 충분하지 않아 배양법을 이용한다.

2 진균검사

(1) KOH Preparation

① 분류번호, 보험코드: **나400, B4102**

② 검사항목: **KOH Preparation**

③ 검체(mL): Skin, Nail, Hair

검체용기: 객담용기

④ 참고치: -

⑤ 진한 점액이나 각질화된 검체(표피, 손톱, 모발) 중의 진균(Fungus)의 균사나 포자를 관찰하여 Fungus 감염증 진단을 목적으로 검사한다.

➡ 진균감염 선별

(2) Fungus Culture

① 분류번호, 보험코드: 나405, B4051

② 검사항목: Fungus Culture

③ 검체(mL): Skin, Nail, Hair

검체용기: 객담용기

④ 참고치: No growth

⑤ 진균 배양 및 동정 검사

(3) *Aspergillus* Ab

① 분류번호, 보험코드: 나467, C4672236

② 검사항목: ***Aspergillus*** Ab

③ 검체(mL): S 1.0

검체용기: SST

④ 참고치: Negative

⑤ ***Aspergillus***는 천식, 결핵, 기관지 확장증, 폐암 등의 원인균이다.

(4) *Candida* Ab

① 분류번호, 보험코드: 나467, C4672216

② 검사항목: ***Candida*** Ab

③ 검체(mL): S 1.0

검체용기: SST

④ 참고치: Negative

(5) *Candida* Ag

① 분류번호, 보험코드: **나408, B4080**

② 검사항목: ***Candida* Ag**

③ 검체(mL): S 1.0

검체용기: SST

④ 참고치: Negative (1:1)

⑤ 인체나 동물의 입안·피부 등에 존재하며, 정상상태에서는 인체에 무해하나 항생물질을 장기 사용하거나, 인체가 면역에 대한 저항력이 약해졌을 때에 체내에서 이상번식을 하여 Candida증을 일으킨다. 감염빈도가 높은 부위는 입안과 음부 등의 점막으로 점막이 짓무르는 가려움이나 통증이 일어난다.

➡ Candida증, 피부진균증 등 소모성 질환

3 결핵균검사

(1) AFB Culture and Identification

① 분류번호, 보험코드: **나405, B4052**

② 검사항목: **AFB Culture and Identification**

③ 검체(mL): 객담, 체액 등

검체용기: 객담용기 등

④ 참고치: No growth

⑤ 임상검체에서 결핵균을 분리하며 활동성 감염 여부를 확인한다.

➡ 항산성균(결핵균) 배양

(2) AFB Identification

① 분류번호, 보험코드: **너562, CY636006**

② 검사항목: **AFB Identification**

③ 검체(mL): AFB 균주

④ 참고치: 결과지 참조

⑤ PCR과 간단한 제한효소 처리만으로 수일 이내에 결핵균을 포함하여 비결핵마이코박테리아 균종을 정확하게 동정할 수 있다. 생화학 검사로는 구별이 안 되었던 *M. avium*과 *M. intracellulare*의 신속한 구별이 가능하며, *M. fortuitum*과 *M. peregrinum*도 구별이 가능하고 *M. chelonae*와 *M. abscessus*의 구분도 용이하다.

➡ 비인형결핵균 신속동정

(3) AFB Stain(Concentration)

① 분류번호, 보험코드: **나400, B4120**

② 검사항목: **AFB Stain(Concentration)**

③ 검체(mL): 객담, 체액 등

검체용기: 객담용기 등

④ 참고치: Negative

⑤ 결핵균은 비교적 늦게 자라므로 AFB 염색법은 감염의 조기 진단에 중요한 역할을 한다. 또한 acid-fast stain으로 발견된 organism의 acid-fast성질을 확인하고 항결핵치료 중인 환자의 상태를 관찰하는 데 도움을 주고 내성검사의 적절한 희석농도를 결정하도록 해준다.

※ AFB Stain(Concentration) : 4% NaOH로 검체의 오염균, 점액을 제거하여 집균함으로써 결핵균 검출을 용이하게 한다.

(4) AFB Stain(Direct smear)

① 분류번호, 보험코드: **나400, B4105**

② 검사항목: **AFB Stain(Direct smear)**

③ 검체(mL): 객담, 체액 등

검체용기: 객담용기 등

④ 참고치: Negative

⑤ 위 나400, B4120와 동일

(5) AFB Drug Susceptibility Test

① 분류번호, 보험코드: **나406, B4064**

② 검사항목: **AFB Drug Susceptibility Test**

③ 검체(mL): AFB균주

검체용기: Ogawa 배지

④ 참고치: –

⑤ 항산성균동정 및 약제감수성 검사

(6) TB PCR(결핵균검사)

① 분류번호, 보험코드: **나595-1, C6021006**

② 검사항목: **TB PCR(결핵균검사)**

③ 검체(mL): 객담, 체액

검체용기: EDTA WB 등 객담용기 등

④ 참고치: Negative

⑤ PCR법을 이용한 결핵균(M. tb)검사는 진단이 신속하며 균수가 적은 객담 및 체액에서 매우 민감도가 뛰어나 결핵균 진단에 매우 유용하다.

➡ 결핵 진단

심사지침

결핵균 특이항원 자극 인터페론–감마 검사 인정기준

결핵균특이항원 자극 인터페론-감마 검사는 5세 이상의 잠복결핵 진단이 필수적인 다음과 같은 경우에 시행시 인정하며, 동 인정기준 이외 시행하는 경우에는 전액 본인부담토록 함.

- 다 음 -

가. HIV 감염인, 장기이식(조혈모세포이식 포함)으로 면역억제제를 복용 중이거나 복용 예정자, TNF 길항제 사용자 혹은 사용예정자

나. 전염성 결핵환자의 접촉자 중 장기간 스테로이드를 사용 중이거나 사용예정자(15 mg/일 이상 prednisone, 1달 이상 사용하는 경우), 만성신부전, 당뇨병, 위절제술 혹은 공회장우회술(jejunoileal bypass) 시행 혹은 시행예정자, 규폐증

(시행일: 2013.4.30부터)

☞ 개정사유: 결핵균특이항원 자극 인터페론-감마 검사의 특성 등을 고려하여 장기이식 등 고위험군에 해당되는 경우 1차적으로 인정토록 급여기준 개선

4 기생충검사

(1) Amoeba(stool)

① 분류번호, 보험코드: **나66, B0660**

② 검사항목: **Amoeba(stool)**

③ 검체(mL): Stool 1 g

검체용기: 대변용기

④ 참고치: Not found

⑤ 원충(Protozoa) 중 근족충류는 운동기관으로 위족(pseudopodium)이라는 소기관이 있어 운동을 물론 음식물의 섭취 행위까지 하며 일반적으로 amoeba라고 부른다. 아메바증(amoebiasis)의 임상증상은 숙주의 저항력, 감염된 부위, 조직의 파괴 등에 의해 결정된다. 인체감염 후 잠복기간은 평균 1개월 정도이며 발병은 서서히 진행하여 복부 불쾌감, 불규칙한 배변으로 시작하여 심할 경우 발열, 복통, 구토 등이 나타나기도 한다.

➡ 아메바증

(2) Egg Count

① 분류번호, 보험코드: **나68, B0680**

② 검사항목: **Egg Count**

③ 검체(mL): Stool 2 g

검체용기: 대변용기

④ 참고치: Not found

⑤ 분변 중 충란수로부터 모충수를 추정하고 감염 정도를 파악한다. 충란계산은 E.P.G(egg per gram: 1 g 중에 포함된 충란수), E.P.D(egg per day: 1일 산란수) 등

에 대하여 계산되며 모든 기생충란에 대하여 다 적용되는 것이 아니고 십이지장충, 회충, 편충, 가흡충 등에 가장 잘 적용된다.

➡ 충란수로부터 모충수, 감염 정도 파악

5 바이러스 배양검사

(1) Adeno Virus Culture

① 분류번호, 보험코드: **나416, B4160006**

② 검사항목: **Adeno Virus Culture**

③ 검체(mL), 검체용기: 검체 유형별 바이러스 종류 참조(표 2-2)

④ 참고치: Negative

⑤ 바이러스를 배양하여 감염 여부를 확인한다. 검체는 임상증상에 따라 검체를 선택하며 검체의 채취는 증상이 나타난 후 가능한 신속하게 하여야 한다. 검체에서 바이러스를 배양하여 진단할 수 있는 최대기회는 증상발현 후 최초 4일 이내며 5일을 경과하면 그 가능성은 급격하게 감소한다.

(2) Enterovirus Culture

① 분류번호, 보험코드: **나416, B4160006**

② 검사항목: **Enterovirus Culture**

③ 검체(mL), 검체용기: 검체 유형별 바이러스 종류 참조(표 2-2)

④ 참고치: Negative

⑤ 위 나416, B4160006와 동일

(3) Herpes Simplex Virus(HSV) Culture

① 분류번호, 보험코드: **나416, B4160006**

② 검사항목: **Herpes Simplex Virus(HSV) Culture**

③ 검체(mL), 검체용기: 검체 유형별 바이러스 종류 참조(표 2-2)

④ 참고치: Negative

⑤ 위 나416, B4160006와 동일

(4) Measles Virus Culture

① 분류번호, 보험코드: **나416, B4160006**

② 검사항목: **Measles Virus Culture**

③ 검체(mL): 검체 유형별 바이러스 종류 참조(표 2-2)

④ 참고치: Negative

⑤ 위 나416, B4160006와 동일

표 2-2 검체 유형별 바이러스 종류

검체		바이러스
Blood		CMV, HSV
Fluid	CSF	Enterovirus, HSV
	Pericardial fluid	Coxsakie B virus
	Saliva	Coxsakie B virus
	Urine	Adenovirus, CMV, HSV
Gastrointestinal	Rectal swab	Adenovirus, Enterovirus, HSV
	Stool	Adenovirus, Enterovirus
Genitourinary	Cervical swab	HSV, CMV
	Semen	HSV, CMV
	Urethral swab	HSV, CMV
Lesion, Dermal	Swab	Coxsakie A virus, Echo virus, HSV, VZV
	Vesicle aspirate	Coxsakie A virus, Echo virus, HSV, VZV
Lesion, Mucosal	Swab	Oral: Coxsakie A virus, HSV
		Anogenital : HSV
Ocular	Conjunctival swab	Adeno virus, CMV, HSV, Enterovirus
	Cormeal or Conjunctival scraping	Adeno virus, CMV, HSV, Enterovirus
Respiratory	Nasal swab	Adenovirus, CMV, Enterovirus, HSV, Influenza virus, Parainfluenza virus, RSV, VZV
	Nasopharyngeal swab	
	Throat swab	
	Bronchoalveolar lavage fluid	

검체		바이러스
Respiratory	Nasopharyngeal aspirate fluid	Adenovirus, CMV, Enterovirus, HSV, Influenza virus, Parainfluenza virus, RSV, VZV
	Pleural fluid	
Tissue	Brain	Adeno virus, HSV
	Lung	Adeno virus, CMV, Enterovirus, HSV, Influenza virus, Parainfluenza virus, RSV, VZV

12 동맥혈 가스분석(Arterial Blood Gas Analysis)

(1) pH Blood pH

① 분류번호, 보험코드: **나381, C3811**

② 검사항목: **pH Blood pH**

③ 검체: ABGA, VBGA

검체용기: SST

④ 참고치

ABGA: 7.35~7.45

VBGA: 7.30~7.40

⑤ 완충계, 호흡계 신장의 산염기 조절능력 평가를 위해 산도 이산화탄소분압, bicarbonate 측정 산소분압 측정하여 체내 산소공급 상태평가.

➡ 산염기 불균형에 대한 폐 및 신장의 보상기전

1) 대사성 산증 : PCO_2↓ = 1,2 × HCO_3↓

2) 대사성 알칼리증 : PCO_2↑ = 0.7 × HCO_3↑

3) 급성호흡성 산증 : HCO_3↑ = 0.1 × PCO_2↑

4) 만성호흡성 산증 : HCO_3↑ = 0.35 × PCO_2↑

5) 급성호흡성 알칼리증 : HCO_3↓ = 0.2 × PCO_2↓

6) 만성호흡성 알칼리증 : HCO_3↓ = 0.5 × PCO_2↓

➡ 증가: 알칼리혈증

➡ 감소: 산혈증

(2) Total CO_2

① 분류번호, 보험코드: **나383, C3813**

② 검사항목: **PCO_2 (이산화탄소 분압)**

③ 검체: ABGA, VBGA

검체용기: SST

④ 참고치

ABGA: 35~45 mmHg

VBGA: 42~48 mmHg

⑤ 혈액 중 산소의 양, $TCO_2 = [HCO_3^-] + a(PCO_2)$

➡ 증가: 110 이상인 경우 고산소혈증

➡ 감소: 80~60, 60~40, 40 이하인 경우 경도, 중등도, 고도의 저산소혈증으로 분류한다.

(3) Blood PCO_2

① 분류번호, 보험코드: **나383, C3813**

② 검사항목: **PCO_2 (이산화탄소 분압)**

③ 검체: ABGA, VBGA

검체용기: SST

④ 참고치

ABGA: 35~45 mmHg

VBGA: 42~48 mmHg

⑤ 혈중 이산화탄소의 양

➡ 증가: 45 이상인 경우 고이산화탄소혈증

➡ 감소: 35 이하인 경우 저이산화탄소혈증

(4) Blood PO_2

① 분류번호, 보험코드: **나384, C3814**

② 검사항목: **PO_2 (산소분압)**

③ 검체: ABGA, VBGA

검체용기: SST

④ 참고치

ABGA: 80~100 mmHg

VBGA: 34~35 mmHg

⑤ 혈액 중 산소의 양

➡ 증가: 110 이상인 경우 고산소혈증

➡ 감소: 80~60, 60~40, 40 이하인 경우 경도, 중등도, 고도의 저산소혈증으로 분류한다.

(5) SO_2

① 분류번호, 보험코드: **나384, C3814**

② 검사항목: **SO_2 (산소분압)**

③ 검체: ABGA, VBGA

검체용기: SST

④ 참고치

ABGA: 98 %

VBGA: 75 %

⑤ Hemoglobin의 oxygenation과 폐기능 평가에서 조직 Oxygenation의 적정성 평가 cyanosis의 진단과 치료에 사용. (산소에 결합한 hemoglobin의 %)

➡ 증가: 110 이상인 경우 고산소혈증

➡ 감소: 80~60, 60~40, 40 이하인 경우 경도, 중등도, 고도의 저산소혈증으로 분류한다.

(6) Blood gas analyzer(동맥혈가스분석기)

① 측정되는 변수: 4개의 electrode

- pH electode, reference electrode: pH 측정
- PO_2 electrode: PO_2 측정
- PCO_2 electrode: PO_2 측정

② 계산으로 유도되는 변수

- Bicarbonate, CO_2 content(total CO_2), SO_2, PO_{50} 및 염기과잉(base excess)
- total CO_2 = HCO_3 + 0.03 × PCO

③ 정상 동맥혈 및 정맥혈가스분석 소견

	ABGA	VBGA
pH	7.35~7.45	7.30~7.40
PCO_2	35~45 mmHg	42~48 mmHg
PO_2	80~100 mmHg	34~35 mmHg
bicarbonate	22~28 mmHg	24~30 mmHg
SaO_2	98 %	75 %
CO_2 content	4.8 vol %	5.2 vol %
O_2 content	20 vol %	15 vol %

④ HCO_3 22~26 mmol/L

pH = pKa + log(HCO_3 / H2CO_3), (H_2CO_3 = 0.03×PCO_2)

혈액 중 가장 대표적인 bicarbonate 완충계. 28 이상인 경우 대사성 알칼리증, 22 이하인 경우 대사성산증을 의미한다.

⑤ 산염기상태의 해석시 염기과잉(base excess=BE)의 의미: pH의 이상과 동반되면

- BE가 3 mmol/L 이내 : 정상 대사성 산-염기 상태
- BE가 5 mmol/L 이내 : 비교적 대사성 산-염기 상태가 유지된 경우
- BE가 10 mmol/L을 초과한 경우 : 심각한 대사성 산-염기 불균형 상태

13 특수화학

1 전기영동검사

(1) CPK Isoenzyme

① 분류번호, 보험코드: **나304, B3040006**

② 검사항목: **CPK Isoenzyme**

③ 검체(mL): S 1.0

검체용기: SST

④ 참고치

MM: 96.00~100.00%

MB: 0.00~4.00%

BB: 0.00~0.00%

⑤ CK는 2개의 subunit M(muscle)과 B(brain)로 된 2배체이고, 세포질 상청분획에 존재하는 Isoenzyme은 CK-BB(CK1), CK-MB(CK2), CK-MM(CK3)의 3종류이다. CK-MB은 주로 뇌, CK-MB은 골격근에 있으며, 신근에는 50~55% 정도 차지하고 CK-MB는 주로 심근에 존재하여 심근 특이성이 높으며 운동이나 근육주사 등 생리적 조건하에 변동하지 않는다. 근이영양증, 근염 등에서는 골격근의 CK-MB함량이 많아져 혈중 증가하는 경우가 있다.

➡ MM 증가: 근이영양증, 다발성 근염, 수술, 손상 후

➡ MB 증가: 심근경색

➡ BB 증가: 악성질환, 뇌손상

※AMI에서 혈중 CK-MB출현은 양성률이 높은 시간대가 비교적 짧아서 발병 후의 검체 채취 시간에 각별히 유의한다.

❷ 비타민 검사

(1) Carotene

① 분류번호, 보험코드: **나255, C2550**

② 검사항목: **Carotene**

③ 검체(mL): S 1.0(차광)

검체용기: SST

④ 참고치: 50~250 μg/dL

⑤ 주요한 것에 α-카로틴, β-카로틴, μ-카로틴 및 리코핀 등이 있다. 당근의 적색은 β-카로틴, 수박이나 토마토의 적색은 리코펜의 색소를 띤다

➡ 증가: 간경병, 당뇨병, 점액수종

➡ 감소: 간질환, 스트레스, 지방변증

(2) Folate (Folic Acid)

① 분류번호, 보험코드: **나254, B2540005**

② 검사항목: **Folate(Folic Acid)**

③ 검체(mL): S 1.0(차광)

검체용기: SST

④ 참고치: 1.5~16.9 ng/mL

⑤ 엽산 유도체는 핵산 합성에 기질이 되는 대단히 중요한 비타민이며, 특히 purine, pyrimidine 합성에 관여한다. 이 때문에 엽산 결핍은 혈액세포, 장관, 점막세포 등의 분열 증식이 활발한 세포계에 대단히 큰 영향을 미친다.

➡ 증가: 용혈성 빈혈

➡ 감소: 거대적아구성 빈혈, 만성설사증, 구각염, 혈소판 감소에 의한 출혈시

(3) Nicotinic Acid (Niacin)

① 분류번호, 보험코드: **너153, CY158**

② 검사항목: **Nicotinic Acid (Niacin)**

③ 검체(mL): Heparin WB 3.0 (차광)

검체용기: Heparin tube

④ 참고치: 4.7~7.9 μg/mL

⑤ Nicotinic Acid는 vitamin B complex의 하나로 가장 안정한 물질이며, 생체내에서는 활성형 nicotinamide로 되어 vitamin으로서 작용한다.

➡ 증가: Nicotinic Acid과다증

➡ 감소: Pellagra, Hartnup병, 만성알코올중독, 편식

(4) Vitamin A (Retinol)

① 분류번호, 보험코드: **나253, C2351**

② 검사항목: **Vitamin A (Retinol)**

③ 검체(mL): S 1.0(차광)

검체용기: SST

④ 참고치: 0.36~1.20 mg/L

⑤ Vitamin A는 동물성 식품에서는 주로 retinyl ester, 식물성 식품에서는 P-carotene 형태로 함유되어 장관으로 흡수되면 소장점막 상피세포에서 retinylester로 되어 chylomicron의 core를 구성하여 림프관으로 분비된다.

➡ 증가: Vit. A 과잉증, 고지혈증, 신부전, 갑상선기능저하증

➡ 감소: Vit. A 결손증, 간장애, 폐색성 황달, 갑상선기능항진증

(5) Vitamin B_1 (Thiamine)

① 분류번호, 보험코드: **너153, CY160006**

② 검사항목: **Vitamin B_1 (Thiamine)**

③ 검체(mL): EDTA WB 3.0(차광)

검체용기: EDTA tube

④ 참고치: 20~50 ng/mL

⑤ 수용성 비타민의 일종으로 곡물의 배아, 효모, 간 등에 많이 포함되어 있으며, 결핍되면 각기병이 나타난다. 결핍의 원인은 편식 등 식사의 문제가 크다.

➡ 감소: Vit. B_1 결핍증(각기병, Wernicke 증후군)

(6) Vitamin B_2 (Riboflavin)

① 분류번호, 보험코드: **너153, CY161006**

② 검사항목: **Vitamin B_2 (Riboflavin)**

③ 검체(mL): EDTA WB 3.0(차광)

검체용기: EDTA tube

④ 참고치: 66.1~111.4 ng/mL

⑤ 황색의 수용성 비타민으로 우유, 간, 노른자, 녹황색 채소에 많이 포함되어 있다. 결핍시 구각염, 구내염, 설염, 각막결막염을 일으키며 수술 후나 암의 말기, 만성알코올중독 등 잠재적 결핍증으로 많이 나타난다.

➡ 감소: Vit. B_2 결핍증(설염, 구각염)

(7) Vitamin B_6 (Pyridoxal)

① 분류번호, 보험코드: **너153, CY162006**

② 검사항목: **Vitamin B_6 (Pyridoxal)**

③ 검체(mL): EDTA WB 3.0(차광)

검체용기: EDTA tube

④ 참고치

Prydoxamin: 0.6 ng/mL

Prydoxal: M 6.0~40.0 ng/mL

F 4.0~19.0 ng/mL

Prydoxin: 3.0 이하 ng/mL

⑤ 아미노산대사의 조효소로서 아미노산의 아미노기 전이, 가수분해, 탈탄산, 산화, 인산분해 등의 반응에 관여한다. 결핍시 얼굴의 점막 주변에 지루성 피부염이나 소구성 저색소성 빈혈을 일으킨다.

➡ 감소: Vit. B_6 결핍증, 지루성 피부염, 소구성 저색소성 빈혈

(8) Vitamin B_{12} (Cyanocobalamin)

① 분류번호, 보험코드: **나253, C2532005**

② 검사항목: **Vitamin B_{12} (Cyanocobalamin)**

③ 검체(mL): S 2.0(차광)

검체용기: SST

④ 참고치: 160~970 pg/mL

⑤ Vit. B_{12}가 생체내의 흡수과정, 운송과정 및 대사과정은 내인자, 수용체, Vit. B_{12} 운송단백 등이 관여한다. Vit. B_{12}는 체내에서 합성되지 않기 때문에 체외에서 음식물로서 섭취할 필요가 있다. 그러나 Vit. B_{12} 결핍의 일반적인 원인은 식이에서 오는 결핍이 아니고 주로 위액분비장애(내인자)로 생긴다.

➡ 증가: 만성골수성 백혈병, 진성다혈증, 간암

➡ 감소: 악성빈혈, Crohn병, 알코올, 흡연, 채식주의자, 임산부

(9) Vitamin C (Ascorbic Acid)

① 분류번호, 보험코드: **너153, CY169006**

② 검사항목: **Vitamin C (Ascorbic Acid)**

③ 검체(mL): S 2.0(차광)

검체용기: SST

④ 참고치: 1.9~15.0 ㎍/mL

⑤ Ascorbic acid는 glucose 또는 다른 6탄당과 비슷한 구조를 가진 6탄화합물이며, 좌선성 이성체만이 vitamin으로 작용하는 활성물질이다.

➡ 감소: 괴혈병, Moller-Barlow병

14 약물검사

(1) Acetaminophen(Tylenol, Datrial)

① 분류번호, 보험코드: **나450, C4503390**

② 검사항목: **Acetaminophen(Tylenol, Datrial)**

③ 검체(mL): S 0.5

검체용기: Plain tube

④ 참고치: ㎍/mL

Therapeutic range: 10~30

Toxic range: ＞200

⑤ 진통제, 해열제

➡ 경구 투여 후 4시간 후 채혈

(2) Amikacin(Amidin)

① 분류번호, 보험코드: **나450, C4504390**

② 검사항목: **Amikacin(Amidin)**

③ 검체(mL): S 1.0

검체용기: plain tube

④ 참고치

Peak: 20~25 ㎍/mL

Through: 5~10 ㎍/mL

⑤ Aminoglycoside계 항생물질

➡ 정맥 투여 30분 후 채혈

(3) Benzodiazepine

① 분류번호, 보험코드: **나450, C4502080**

② 검사항목: **Benzodiazepine(항우울제, 진정제)**

③ 검체(mL): RU 10.0

검체용기: 플라스틱 plain tube

④ 참고치: Negative

⑤ 과량 사용시 졸림, 무기력, 혼수상태 등이 나타나며 간접적으로는 호흡계가 심혈관계를 억제하여 관상혈관 확장과 심경근 차단 등의 증상이 나타난다. (반감기 : 21~37 hrs)

➡ 항우울제, 진정제

(4) Diazepam [DZP](Valium)

① 분류번호, 보험코드: **너371, CX374010**

② 검사항목: **Diazepam [DZP](Valium)**

③ 검체(mL): S 1.0

검체용기: Plain tube

④ 참고치: 600~1000 ng/mL

⑤ 항간질제, 정신신경용제

➡ 다음 회 투여 직전 채혈

(5) Digitoxin(Lanoxin, Dinoxin)

① 분류번호, 보험코드: **나450, C4504100**

② 검사항목: **Digitoxin(Lanoxin, Dinoxin)**

③ 검체(mL): S 1.0

검체용기: Plain tube

④ 참고치

치료유효농도 : 15~30 ng/mL

중독농도 : 30 이상 ng/mL

⑤ 심장근육 수축제

➡ 투여 후 8시간~다음 회 투여 직전(소실상) 채혈

(6) Imipramine(Tofranil)

① 분류번호, 보험코드: **너371, CX374690**

② 검사항목: **Imipramine(Tofranil)**

③ 검체(mL): S 1.0

검체용기: Plain tube

④ 참고치: 150~250 ㎍/L

⑤ 항우울제

➡ 12시간 후 채혈

(7) Lidocaine(Xylocaine, Xylestedine)

① 분류번호, 보험코드: **나450, C4504390**

② 검사항목: **Lidocaine(Xylocaine, Xylestedine)**

③ 검체(mL): S 0.5

검체용기: Plain tube

④ 참고치: 1.2~5.0 ㎍/mL

⑤ 국소마취제로나 경막 외 마취제

➡ 수시채혈

(8) Nitrazepame

① 분류번호, 보험코드: **너371, CX374030**

② 검사항목: **Nitrazepame**

③ 검체(mL): S 1.0

검체용기: Plain tube

④ 참고치: ≤200 ng/mL

⑤ 진정제, 항간질제

➡ 다음 회 투여 직전 채혈

(9) Nortriptyline

① 분류번호, 보험코드: **나450, C4504390**

② 검사항목: **Nortriptyline**

③ 검체(mL): S 1.0

검체용기: Plain tube

④ 참고치: 50~100 ng/mL

⑤ 안정제

(10) Phenobarbital

① 분류번호, 보험코드: **나450, C4504020**

② 검사항목: **Phenobarbital(Luminal, Phenobal, Membutol)**

③ 검체(mL): S 0.5

검체용기: Plain tube

④ 참고치

유효농도 : 10~30 ㎍/mL

위험농도 : 30 이상 ㎍/mL

⑤ 항간질제

➡ 경구 투여시 다음 회 투여 직전 채혈(though level), 투여 후 3~9시간 사이 채혈 (peak level)

➡ 정맥투여시 loading dose 후 2~4시간 사이 채혈

(11) Phenytoin [PHT]

① 분류번호, 보험코드: **나450, C4504050**

② 검사항목: **Phenytoin [PHT] (Dillantin, Aleviatin, Diphenylhydantoin)**

③ 검체(mL): S 0.5

검체용기: Plain tube

④ 참고치

유효농도 : 10~20 ㎍/mL

위험농도 : 20 이상 ㎍/mL

⑤ 항간질제

➡ 경구 투여시 다음 회 투여 직전 채혈(though level), 투여 후 3~9시간 사이 채혈

(peak level)

➡ 정맥투여시 loading dose 후 2~4시간 사이 채혈

(12) Primidone [PRM]

① 분류번호, 보험코드: **나450, C4504010**

② 검사항목: **Primidone[PRM] (Mysoline, Prymaclone)**

③ 검체(mL): S 1.0

검체용기: Plain tube

④ 참고치: 5~12 ㎍/mL

⑤ 진정제, 항간질제

➡ peak level : 경구 투여 4~8시간 후 채혈

➡ though level : 다음 회 투여 직전 채혈

(13) Procainamide

① 분류번호, 보험코드: **나450, C4504390**

② 검사항목: **Procainamide(N-Acetyl-Procainamide)**

③ 검체(mL): S 1.0

검체용기: Plain tube

④ 참고치: 4.8~8.0 ㎍/mL

⑤ 항부정맥제

➡ peak level : 경구투여시 투여 후 1~2시간 후 채혈

➡ trough level : 다음 회 투여 직전 채혈

(14) Propranolol

① 분류번호, 보험코드: **녀371, CX374340**

② 검사항목: **Propranolol(Inderol)**

③ 검체(mL): S 2.0

검체용기: Plain tube

④ 참고치: 50~100 ng/mL

⑤ 항고혈압제, 항부정맥제

➡ though level : 다음 회 투여 직전 채혈

(15) Rifampicin

① 분류번호, 보험코드: **나450, C4504390**

② 검사항목: **Rifampicin**

③ 검체(mL): S 1.0

검체용기: Plain tube

④ 참고치: 결과지 참조

⑤ 결핵, 임질, 중이염, 호흡기감염증 치료제

(16) Salicylic acid(Aspirin, Paracutmol)

① 분류번호, 보험코드: **나450, C4503390**

② 검사항목: **Salicylic acid(Aspirin, Paracutmol)**

③ 검체(mL): S 0.5

검체용기: Plain tube

④ 참고치

유효농도 : 30~300 ㎍/mL

위험농도 : 300 이상 ㎍/mL

⑤ 해열진통제, 소염제

➡ 투여 후 1~3시간 후 채혈

(17) Theophyline

① 분류번호, 보험코드: **나450, C4504110**

② 검사항목: **Theophyline(Aminophylline, Theo-Dur)**

③ 검체(mL): S 0.5

검체용기: Plain tube

④ 참고치

유효농도 : 10~20 ㎍/mL

위험농도 : 20 이상 ㎍/mL

⑤ 기관지 천식용제, 반감기 4~16 hrs

➡ peak level : 경구 투여 30분 후 채혈

➡ though level : 다음 회 투여 직전 채혈

(18) Tobramycin

① 분류번호, 보험코드: **나450, C4504390**

② 검사항목: **Tobramycin**

③ 검체(mL): S 1.0

검체용기: Plain tube

④ 참고치: 5~10 ㎍/mL

⑤ Aminoglycoside계 항생물질

➡ peak level: 정맥 투여 후 30분 후 채혈, 근육 or 경구투여 60~90분 후 채혈

➡ through level: 다음 회 투여 직전 채혈

(19) Valproic acid [VPA]

① 분류번호, 보험코드: **나450, C4504060**

② 검사항목: **Valproic acid [VPA](Depakene, Epilim, Depakote, Orfil, Epilam)**

③ 검체(mL): S 0.5

검체용기: Plain tube

④ 참고치

유효농도 : 50~100 ㎍/mL

위험농도 : 100이상 ㎍/mL

⑤ 항경련제, 반감기 5~15 hrs

➡ peak level : 투여 후 1~3시간 후 채혈

➡ though level : 다음 회 투여 직전 채혈

(20) Vancomycin

① 분류번호, 보험코드: **나450, C4504160**

② 검사항목: **Vancomycin**

③ 검체(mL): S 0.5

검체용기: Plain tube

④ 참고치

Peak : 25~40 ㎍/mL

Through : 5~10 ㎍/mL

⑤ 세파로스포린계 및 페니실린계 항생물질

➡ 근육주사 후 1시간 후 채혈

➡ Peak level: 정맥투여 후 30분~2시간 사이 채혈

➡ though level: 다음 회 투여 직전 채혈

7 마약 검사

(1) Cocaine

① 분류번호, 보험코드: **나450, C4502390**

② 검사항목: **Cocaine**

③ 검체(mL): RU 5.0

검체용기: 플라스틱 plain tube

④ 참고치: Negative

⑤ 코카인은 강력한 중추신경 흥분제로서 흥분 효과는 암페타민과 유사하며 혈관과 신경체제에 심각한 영향을 준다. 혈관을 수축하여 혈압을 급상승시키고 심장박동을 빠르게 한다. 심장병, 뇌졸중, 발작, 몸서리, 섬망증, 정신이상 등을 야기할 수 있다.

➡ 검출가능시간 : 2~4일

(2) Heroin

① 분류번호, 보험코드: **나450, C4502390**

② 검사항목: **Heroin**

③ 검체(mL): RU 5.0

검체용기: 플라스틱 plain tube

④ 참고치: Negative

⑤ 아편계

➡ 검출가능시간 : 2~4일

(3) Morphine

① 분류번호, 보험코드: **나450, C4502390**

② 검사항목: **Morphine**

③ 검체(mL): RU 5.0

검체용기: 플라스틱 plain tube

④ 참고치: Negative

⑤ 몰핀은 마취제로 진통, 진해, 진정, 최면에 효력이 있으며 부작용으로는 구토, 발한, 발열, 설사 등이 나타난다. 연용하면 만성중독을 일으켜 점차 증량하지 않으면 효력이 없어지고, 사용을 중단하면 금단현상을 일으킨다.

➡ 검출가능시간 : 2~4일

2 알레르기 검사

(1) MAST(식이성 40종, 흡입성 40종)

① 분류번호, 보험코드: **나232, C2320006**

② 검사항목: **MAST(식이성 40종, 흡입성 40종)**

③ 검체(mL): S 2.0

검체용기: SST

④ 참고치: 결과지 참조

⑤ 빈도가 높은 알레르기 원인물질 39종 검사(Food, Inhalant) 및 Total IgE에 대한 검사이다.

➡ 식이성, 흡입성 알레르기

(2) RAST

① 분류번호, 보험코드: **나231, C2310005**

② 검사항목: **RAST**

③ 검체(mL): S 0.5

검체용기: SST

④ 참고치: 모든 종목 동일 0~0.34 KU/L

⑤ 알레르기의 원인이 되는 항원(allergen)에 대한 특이 IgE양을 측정하는 것으로 RAST (radioallergosorbent test)로 측정한다.

15 세포 · 조직 병리검사

1 세포병리검사

(1) Pap Smear(GY)

① 분류번호, 보험코드: **나592, C5920**

② 검사항목: **Pap Smear(GY)**

③ 검체(mL): Cervix

검체용기: Slide

⑤ 부인과 세포검사: 여성의 자궁경부 및 질에서 얻은 세포도말표본을 관찰하여 암 또는 전구 암 병변을 조기에 발견할 수 있다. 결과는 Bethesda체계로 보고하며 단순성, 재현성, 병원 간, 지역 간 국가 간의 상호교류 및 정도관리가 기능하여 권장되고 있다.

(2) Pap Smear(GY)

① 분류번호, 보험코드: **나592, C5920**

② 검사항목: **Pap Smear(GY)**

③ 검체(mL): Vagina

검체용기: Slide

⑤ 위 나592, C5920와 동일

(3) Pap Smear(GY)

① 분류번호, 보험코드: **나592, C5920**

② 검사항목: **Pap Smear(GY)**

③ 검체(mL): Endometrium

검체용기: Slide

⑤ 위 나592, C5920와 동일

(4) Pap Smear(GY)

① 분류번호, 보험코드: **나592, C5920**

② 검사항목: **Pap Smear(GY)**

③ 검체(mL), 검체용기: Maturation index

⑤ 위 나592, C5920와 동일

(5) Pap Smear(GY)

① 분류번호, 보험코드: **나592, C5920**

② 검사항목: **Pap Smear(GY)**

③ 검체(mL): Other

검체용기: Slide

⑤ 위 나592, C5920와 동일

(6) Non-GY Cytopathology

① 분류번호, 보험코드: **나593, C5930**

② 검사항목: **Non-GY Cytopathology**

③ 검체(mL): Sputum

검체용기: 객담용기

⑤ 비부인과 세포검사: 정상세포의 자연탈락 현상은 자연적인 현상이나 염증이나 질병이 초래된 조직은 세포들의 결합능력이 감소되어 쉽게 다량으로 자연 탈락되며 병적 현상이다. 피부, 질, 요도, 위, 방광, 기관지 등에서 인체 밖으로 노출되거나 연결되는 조직의 상피들은 체외로 직접 탈락되거나 통로를 통해 분비물에 섞여 탈락된다. 이렇게 탈락된 세포들을 슬라이드에 고정시켜 현미경으로 관찰하여 악성 세포의 존재 또는 결핵과 같은 병변 등의 유무를 판단한다.

(7) Non-GY Cytopathology

① 분류번호 보험코드 : **나593, C5930**

② 검사항목: **Non-GY Cytopathology**

③ 검체(mL): Urine, CSF, Ascites, Pleural, Peritoneal, Synovial, Ovarian cyst,

G. washing, B. washing, N. discharge

검체용기: 플라스틱 plain tube

⑤ 위 나593, C5930와 동일

(8) FNA (Fine Needle Aspiration)

① 분류번호, 보험코드: **나594-1, C5941**

② 검사항목: **FNA (Fine Needle Aspiration)**

③ 검체(mL): Soft tissue, Breast(R.L), Thyroid(R.L), Lymph node

검체용기: Slide

⑤ 세침흡인 세포검사: 피부 표면에 가까이 위치한 장기에 발생한 병변에 대하여 가는 주사바늘을 이용하여 세포를 흡인하여 검사하는 방법으로 조직검사에 비해 간편하고 통증이 덜하며, 빠른 진단을 얻을 수 있다. 주로 유방, 갑상선, 림프절 및 피하 종괴에서 시행하고 있다.

(9) 액상 자궁경부 세포검사(Monoprep)

① 분류번호, 보험코드: **너541, CX541**

② 검사항목: **액상 자궁경부 세포검사(Monoprep)**

③ 검체(mL): Cervical swab

검체용기: 전용용기

⑤ 위 나594-1, C5941와 동일

(10) 액상 자궁경부 세포검사(Thinprep)

① 분류번호, 보험코드: **너541, CX541**

② 검사항목: **액상 자궁경부 세포검사(Thinprep)**

③ 검체(mL): Cervical swab

검체용기: 전용용기

⑤ 액상 세포검사는 기존의 재래식 도말검사(pap smear)의 단점을 보완한 검사이다. 세포보존액으로 세포변성을 방지하고, 이물질(혈액, 염증성 잔류물과 같이 슬라이드의 배경을 흐리게 하는 물질)을 제거하여 순수세포만을 일률적으로 도말함으로써 정확도를 높일 수 있다.

2 조직병리검사

(1) 생검 또는 절제 조직(Biopsy, Small)

① 분류번호, 보험코드: **나550가(1), C5911~나550가(5), C5915**

② 검사항목: **생검 또는 절제 조직(1~3/4~6/7~9/10~12/13개 이상)**

③ 검체(mL): Formalin 고정조직

검체용기: 조직용기

⑤ 조직에 발생한 기질적 변화를 현미경으로 직접 관찰할 수 있어 검사결과의 정확성 및 확진성 등 진단적 의의가 매우 크며 병변의 진단, 추이 및 예후 판정을 할 수 있다. 검체는 절제생검, 펀치생검, 침생검, 시험소파, 수술치료 등으로 채취하며 검사는 검체 채취 → 절편의 제작 → 고정 → 탈수 및 포매 → 박절 →염색 → 봉입→ 검경 및 진단 순으로 행해진다. 뼈조직과 같이 석회가 침착한 딱딱한 조직은 탈회과정을 거쳐 석회를 제거한 후 절편제작한다.

(2) 절편이 필요한 조직(Biopsy, Large)

① 분류번호, 보험코드: **나550나(1), C5516~나550나(2), C5517**

② 검사항목: **절편이 필요한(6개 이하~7개 이상) 조직(Biopsy, Large)**

③ 검체(mL): Formalin 고정조직

검체용기: 조직용기

⑤ 위 나550가(1), C5911와 동일

(3) 악성종양 수술로 림프선 청소를 포함한 조직

① 분류번호, 보험코드: **나550다(1), C5918/나550다(2), C5919**

② 검사항목: **악성종양 수술로 림프선 청소를 포함한(20개 이하/21개 이상) 조직**

③ 검체(mL): Formalin 고정조직

검체용기: 조직용기

⑤ 위 나550가(1), C5911와 동일

(4) 악성종양 수술로 림프선 청소를 포함하지 않는 조직

① 분류번호, 보험코드: **나550다(1), C5500/나550다(2), C5504**

② 검사항목: **악성종양 수술로 림프선 청소를 포함한(15개 이하~16개 이상) 조직**

③ 검체(mL): Formalin 고정조직

검체용기: 조직용기

⑤ 위 나550가(1), C5911와 동일

심사지침

1. 편측 병변(악성 or 양성)이 있는 경우 산정방법

양측을 합하여 산정하는 장기의 경우 편측만 악성이더라도 악성종양 수술의 경우로 산정

예시) 편측 난소암으로 양측 난소 모두 적출시: 절편수를 합하여 나550다. 로 산정

2. 수술시 동시에 절제되는 부수적인 장기에 대한 산정방법

- Cervical Ca, Ovary Ca, Endometrial Ca or cyst, Leiomyoma: adenexa와 Uterus 각각 산정하나, 양측 adenexa는 파라핀 블록수 합하여 산정
- Whipple Op 시: pancreas, gall bladder, intestine으로 나누어 산정
- Bladder Ca 수술시 Prostate, Stomach Ca 수술시 Spleen, Pancreas, Liver, Cholecystectomy 시 Gall bladder: 장기별로 산정

3. 인접 장기 및 연결 장기의 경우 병리조직검사 산정방법

- 소화기관의 경우: 식도, 위, small intestine, large intestine 4부분으로 구분하여 인정. 다만 terminal ileum의 경우 연결하여 절제되는 경우 large intestine과 함께 산정(결장절제술시 colon, cecum, ileum, rectum은 한 장기로 산정)
- ureter 같은 연결 기관은 주 장기에 포함하여 한 장기로 산정
- 비강과 부비동은 한 장기로 산정

4. 별도 장기로 구분하여 산정할 수 있는지 여부

- 두경부 악성종양시 Salivary gland, kidney 악성종양시 Adrenal gland: 별도 장기로 볼 수 없음

• omentum, peritoneum: 별도 장기로 볼 수 없음. 다만 병변이 있어 단독 생검시는 병리조직 검사를 산정할 수 있음.
• tonsil과 adenoid: 한 장기로 산정

5. 맘모톰 이용한 생검시 산정방법

맘모톰 장비를 이용한 유방생검시 그 조직에 대한 검사는 나550가.
생검으로 산정하되, 이때 mass가 여러 조각으로 나누어지더라도 한 mass(병변)을 한 piece로 보아 mass(병변)의 수에 따라 산정

6. 수술 당시 상병과 병리조직검사 결과가 상이한 경우

병리조직검사 결과가 아닌 수술 당시 진단에 따라 산정
예) 폴립으로 EMR 실시하였으나 결과가 악성종양으로 진단시: '나550 나. 절편이 필요한 경우' 로 산정

7. '다. 악성종양수술의 경우' 에서 림프절 포함하는경우란

나550 병리조직검사 -다. 악성종양수술의 경우 (2) 림프절을 포함하지 않는 경우
'주: 인접 림프절을 포함하는 경우에도 소정점수 산정' 토록 명시되어 있으므로 검체에 림프절이 포함되어 있다고 하여 림프절 청소를 산정할 수는 없음.

8. Conization의 경우 병리조직검사 산정방법

검사 결과 및 상병에 관계없이 나550 나. 절편이 필요한 경우- 파라핀블록수에 따라 산정

9. 동일 장기의 여러 병변에 대해 병리조직검사를 여러 가지 방법으로 실시시 산정방법: 나550 병리조직검사가 '장기당' 개념이므로 큰 수가로 1회 산정

예) 종양 절제를 3개 시행 후 1개에 대해서는 육안조직절편제작, 2개는 생검으로 검사시: 나550나. 절편이 필요한 경우 1회만 산정

10. 골조직의 경우 산정방법

bone 생검, 절제, curettage의 경우 나552 골조직병리검사로 산정

11. 폴립절제술 또는 endometrial currettage 등의 시술시 병리조직검사 산정방법

시술 시점에서 검사 방법을 예측하기 어려워 비용 산정 및 청구방법 등의 혼란이 있고,

대부분의 폴립절제술 등의 시술 후 육안조직절편이 이루어지고 있는 점 등을 감안하여 육안조직절편 제작 여부와 관계없이 시술의 목적에 따라 다음과 같이 산정함.

▣ 진단목적 시술시: 나550가

▣ 치료목적 시술시: 나550나로 산정

예) 결장경검사시 폴립이 발견되어 생검시(나766+나854) 나550가로, 결장경하폴립 절제술(자770) 후 폴립에 대한 검사시 나550나로 산정

12. **나550 병리조직검사의 수가 산정방법은 다음과 같이 함.**

-다 음-

가. 림프절청소 포함 위전절제술의 병리조직검사는 나550다에 의하여 소정금액을 산정하고, 동시에 췌장절제술, 비장절제술, 담낭절제술을 시행한 후 각각의 병리조직 검사시는 부수장기에 대한 검사이므로 나550나의 소정금액을 장기별로 각각 산정함.

나. 악성 뇌종양수술 후의 해부병리조직검사는 두 부위에 각각 수술을 실시한 경우에는 2회 인정하며 한 부위에 실시한 경우에는 1회만 산정함.

다. 피부종양을 여러 부위에서 적출한 후 실시한 해부병리조직검사는 나550나의 소정 점수를 전신을 두부, 경부, 상·하·전·후 체간, 좌·우·상·하지, 회음부로 구분(11부위)하여 부위별로 각각 산정함. (2009.4.1 시행)

13. **악성종양수술 관련 해부병리조직검사 수가산정방법**

제9장 수술 및 처치료 분류항목에 의거하여 "림프절 청소 포함" 이라고 명시되어 있지 않은 수술항목의 경우, 악성종양상병으로 실제로 림프절 청소를 포함하여 수술을 시행했을 때에는 나550다(1) 병리조직검사-악성종양수술의 경우-림프절 청소를 포함하는 경우의 해당 소정점수를 산정한다.

(2011.3.1 시행)

☞ 변경 전: 악성종양상병에 해부병리조직검사 (2001.2.5 심사지침)

내용: 제9장 수술 및 처치료 분류항목에 의거하여 "림프절 청소 포함" 이라고 명시되어 있지 않은 경우이더라도 악성종양상병으로 실제로 림프절 청소를 포함하여 수술을 시행했을 때에는 나550다 소정금액을 산정한다.

산전 진찰 목적으로 시행하는 검사의 요양급여 범위

1. 산전진찰이란?

임신부 및 태아의 건강을 평가하여 위험임신을 선별하는 등의 산전관리를 의미하는 것으로, 산전진찰 목적으로 시행하는 검사의 건강보험 요양급여 인정기준은 다음과 같이 함.

- 다 음 -

가. 요양급여대상 검사

1) 혈액학검사

2) 요검사

3) 혈액형검사

4) 매독반응검사(매독혈청검사)

5) HBsAg(B형 간염 S항원검사)

6) 모체혈청 선별검사 중 Triple Test 또는 Quad Test(α-FP, Estriol, β-HCG, inhibin-A)

7) 풍진검사(IgG, IgM)

8) 에이즈검사

9) 비자극검사

가) 임신 24주 이상 자궁수축이 없는 임부에게 임신기간 중에 입원, 외래 불문하고 1회만 인정하며, 다태임신의 경우에도 1회만 산정함. 다만, 35세 이상 임부에 한하여 1회를 추가로 인정함.

나) 위 가)의 인정횟수를 초과하여 시행한 경우에는 전액 본인부담토록 함.

나. 비급여대상검사

1) 초음파검사

2) 유전학적 양수검사

3) 자궁경부세포진검사

4) 위 1)~3) 이외 국민건강보험 요양급여의 기준에 관한 규칙 [별표2] 비급여대상 3호 가목에 의한 건강검진의 범주에 속하는 검사항목

(시행일: 2013.3.1일부터)

☞ 개정사유: 비자극검사 시행시기 개선 및 35세 이상 임부에게 1회 추가 인정

2. 태아심음자궁수축검사의 인정기준

태아심음자궁수축검사의 인정기준은 다음과 같이 함.

-다 음-

가. 한 시간 당 8회 이상의 자궁수축이 느껴지거나 조기진통이 의심되는 임신 37주이전 산모

나. 유도분만을 시도하는 산모

3. 유도분만을 시도하는 산모의 분만시, 태아심음자궁수축검사와 분만전감시의 수가산정방법은?

- 나732-2 태아심음자궁수축검사는 나732 분만전감시와 같은 날에 실시한 경우에는 별도 산정하지 아니한다고 규정하고 있는 바, 유도분만을 시도하는 산모가 분만한 당일에는 나732 분만전감시의 소정점수만 산정함. 다만, 유도분만을 시도하는 산모의 분만이 24시간을 초과하지 않은 경우에 실시된 나732-2 태아심음자궁수축검사는 같은 날이 아니더라도 나732 분만전감시의 소정점수만 산정한다.

> 예시
> - 유도분만으로 감시 시작 2.27. 7:00am, 유도분만으로 감시 종료 2.28. 1:00pm
>   → (총 30시간) 나732 분만 전 감시 1회, 나732-2 태아심음자궁수축검사 1회 각각 산정
> - 유도분만으로 감시 시작 2.27. 7:00am, 유도분만으로 감시 종료 2.28. 5:00am
>   → (총22시간) 나732 분만전감시(12시간 초과) 1회 산정
>
> (시행일 : 2013.3.1일부터)

- 또한 국민건강보험 요양급여의 기준에 관한 규칙 [별표 2]에 따라, 신의료기술평가 결과 안전성·유효성 등을 인정받은 이후
- '요양급여대상 여부의 결정을 보건복지부 장관에게 신청한 기관'은 요양급여대상

또는 비급여 대상으로 고시되기 전까지 실시함

- 신의료기술에 대하여 비급여로 징수가 가능하나, 신청하지 않은 기관은 급여 또는 비급여로 비용을 징수할 수 없음.
- A~E 사례는 본 검사가 비급여 대상으로 고시되기 이전인 2013.2.8~4.19에 실시됨.
- 따라서, '신의료기술 등의 요양급여 결정신청'을 하지 않은 기관은 급여 또는 비급여로 징수할 수 없음.

제3장
입원환자 기본 검사항목

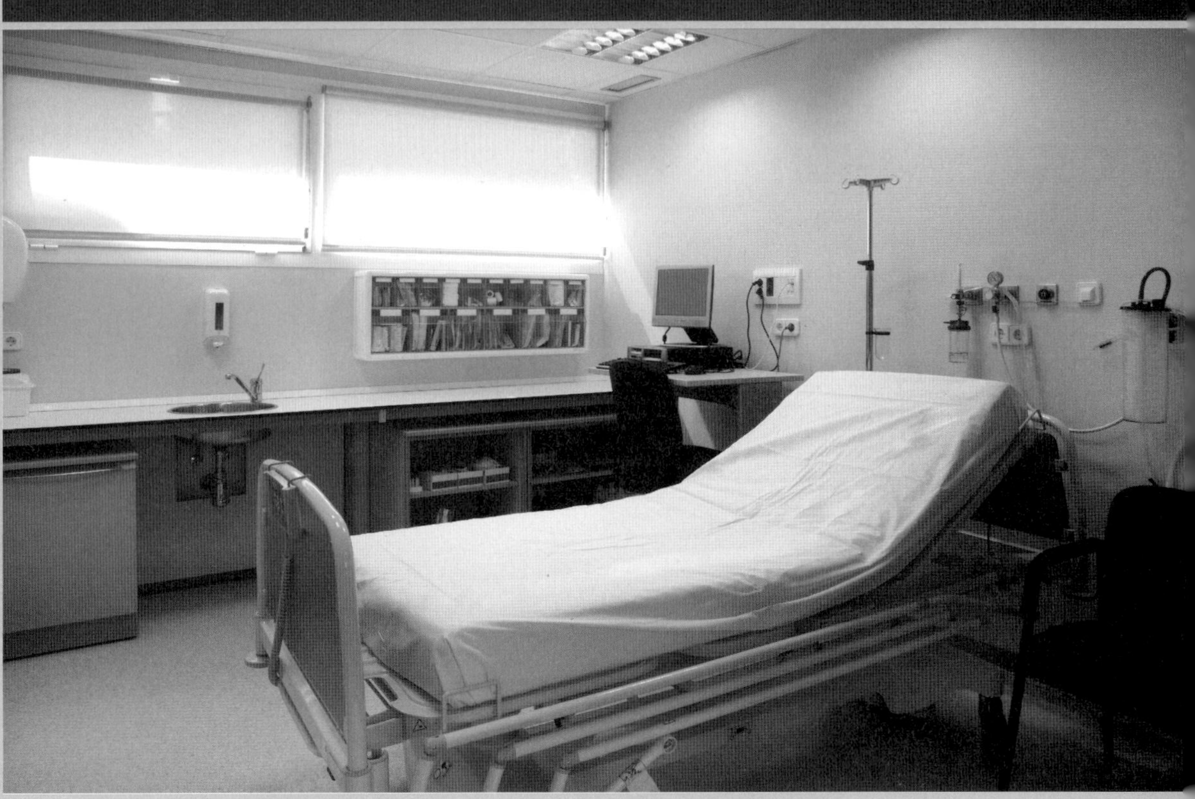

1. 내과계 입원환자 기본 검사항목

- HBS Ag
- HBS Ab
- HCV Ab(IgG)
- Ferritin
- CK-MB
- Troponin-I
- HbA1C(필요시)
- FE(Iron)(필요시)
- TIBC(필요시)
- NH3-W(필요시)
- PT/APTT
- CBC
- Urine 10종 & Microscopy
- T.Protein
- Albumin
- T.Bilirubin
- D.Bilirubin
- Glucose
- T.Cholesterol
- GOT
- GPT
- ALK-P
- BUN(Urease)
- Creatinine
- Triglyceride
- HDL. Cholesterol
- LDL. Cholesterol
- γ-GTP
- LDH
- T.Calcium
- Phosphorous
- Uric acid
- Sodium
- Potassium
- Chloride
- Mg
- CPK

2. 외과계 입원환자 기본 검사항목

- HCV Ab(IgG)
- Amylase
- Lipase
- CA19-9
- PT/APTT
- CBC
- Urine 10종 & Microscopy
- T.Protein
- Albumin
- T.Bilirubin
- D.Bilirubin
- Glucose
- T.Cholesterol
- GOT
- GPT
- ALK-P
- BUN(Urease)
- Creatinine
- Triglyceride
- HDL. Cholesterol
- LDL. Cholesterol
- γ-GTP
- LDH
- T.Calcium
- Phosphorous
- Uric acid
- Sodium
- Potassium
- Chloride
- HBS Ag
- HBS Ab

3. 산부인과계 입원환자 기본 검사항목

- CBC
- Urine 10종 & Microscopy
- T.Protein
- Albumin
- T.Bilirubin
- D.Bilirubin
- Glucose
- T.Cholesterol
- GOT
- GPT
- ALK-P
- BUN(Urease)
- Creatinine
- Uric acid
- Sodium
- Potassium
- Chloride
- HBS Ag
- HBS Ab
- Syphilis (VDRL, RPR)
- ABO & Rh Type
- Rubella IgG/IgM
- HIV
- PT/APTT

4. 이비인후과, 안과, 비뇨기과계 입원환자 기본 검사항목

- CBC
- Urine 10종 & Microscopy
- T.Protein
- Albumin
- T.Bilirubin
- D.Bilirubin
- Glucose
- T.Cholesterol
- GOT
- GPT
- ALK-P
- BUN(Urease)
- Creatinine
- Uric acid
- Sodium
- Potassium
- Chloride
- PSA
- Free PSA
- STD(성전파성질환검사): Neisseria gonorrhea etc
- HbA1c(필요시)
- Syphilis(VDRL, RPR)
- PT/APTT

제4장

다빈도 상병별 특이 검사항목

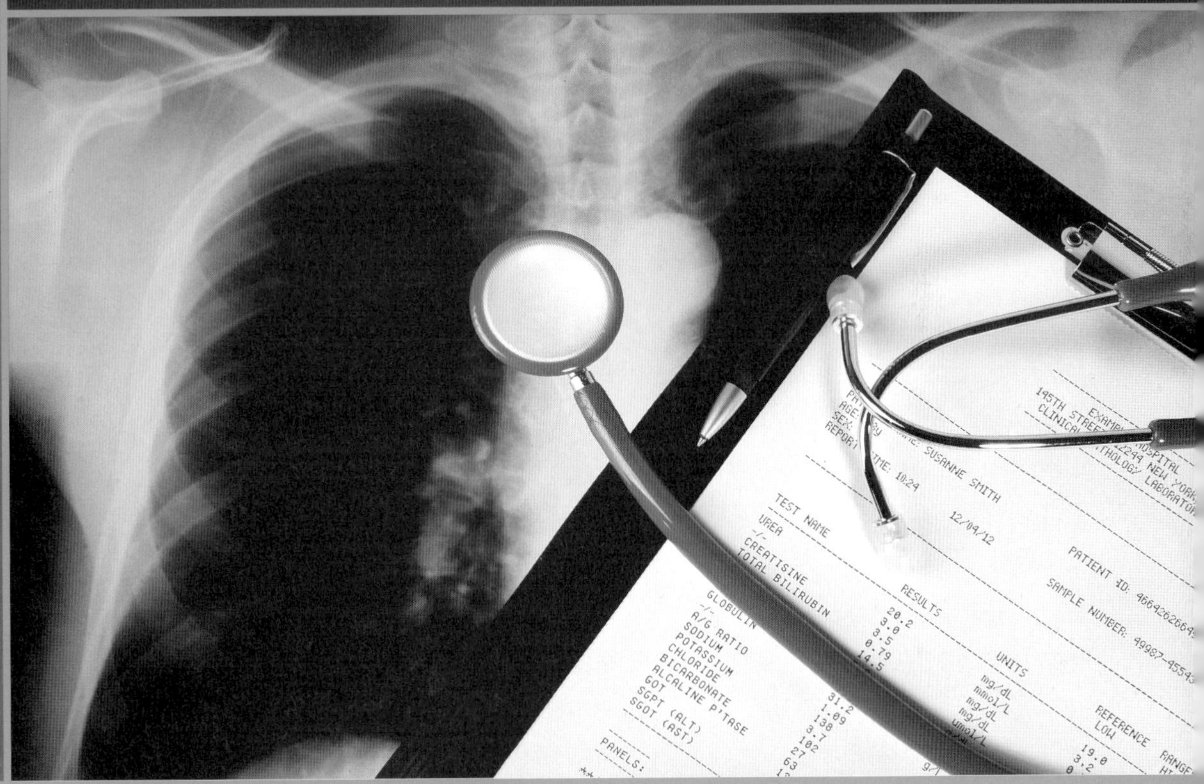

건강보험심사평가원 다빈도 상병입원

질병 코드	질병명칭	검사항목(기본: 입원환자기준 검사항목)
J18	상세불명병원체의 폐렴	1. 내과계검사 + Gram/AFB stain + Mycoplasma + M.Culture + M.Sensitivity + CRP + ESR
H25	노년성 백내장	4. 안과계검사 + PT/APTT
O80	단일 자연분만	3. 산부인과계검사 + O-GTT
M51	기타 추간판장애	2. 외과계검사 + ESR + CRP
I84	치핵	2. 외과계검사 + ESR + CRP
A09	감염성 및 상세불명기원의 기타 위장염 및 결장염	1. 내과계검사 + M.Culture + M.Sensitivity + CRP + ESR + CEA + CA 19-9
O82	제왕절개에 의한 단일분만	3. 산부인과계검사 + PT/APTT + Cross matching + Antibody screeing test
K35	급성충수염	2. 외과계검사 + ESR + CRP + Amylase + Lipase + ABGA + 노72가 or 노72나 + PT/APTT
I63	뇌경색증	1. 내과계검사 + CSF Analyser + Homocysteine + BNP + CRP + CKMB + Troponin-I
M48	기타 척추병증	2. 외과계검사 + ESR + CRP
J20	급성기관지염	4. ENT계검사 + ESR + CRP + sputum culture
I20	협심증	1. 내과계검사 + CPK + CK-MB/Troponin + 나368(BNP) + Homocysteine
M17	무릎관절증	2. 외과계검사 + ESR + CRP
S33	요추 및 골반의 관절 및 인대의 탈구, 염좌 및 긴장	2. 외과계검사 + ESR + CRP
S83	무릎의 관절 및 인대의 탈구, 염좌 및 긴장	2. 외과계검사 + ESR + CRP
S22	늑골, 흉골 및 흉추의 골절	2. 외과계검사 + ESR + CRP
J15	달리 분류되지 않은 세균 폐렴	1. 내과계검사 + Gram/AFB stain + Mycoplasma + M.Culture + M.Sensitivity
E11	인슐린-비의존 당뇨병	Glucose + HbA1C + O-GTT + C-Peptide + Insulin
M75	어깨병변	2. 외과계검사 + ESR + CRP
S82	발목을 포함한 아래 다리의 골절	2. 외과계검사 + ESR + CRP
M50	경추간판장애	2. 외과계검사 + ESR + CRP
S32	요추 및 골반의 골절	2. 외과계검사 + ESR + CRP
M23	무릎의 내부 이상	2. 외과계검사 + ESR + CRP
J03	급성편도염	4. ENT계검사 + ESR + CRP

질병 코드	질병명칭	검사항목(기본: 입원환자기준 검사항목)
N39	비뇨계통의 기타장애	4. URO계검사 + PSA + F. PSA
C73	갑상선의 악성신생물	T3 + FT4 + TSH + Aspiration Cytology + FNA
K80	담석증	LFT + PT + AFP
F00	알츠하이머병에서의 치매	Apo E gene
D25	자궁의 평활근종	CBC + LFT + RFT + Electrolyte + 나434 + CA125
S52	아래팔의 골절	2. 외과계검사 + ESR + CRP
N10	급성세뇨관-간질신염	4. URO계검사 + CCR
H26	기타 백내장	안과계검사 + PT/APTT
S06	두개내 손상	외과계검사 + PT/APTT
C16	위의 악성신생물	Hellicobacter-Pylori IgG/IgM/1. 내과계검사 CA19-9/AFP/CEA/BFP
I10	본태성(일차성) 고혈압	1. 내과계검사 + T.Cholesterol + TG + HDL + LDL
M54	등통증	1. 내과계검사 + Amylase + Lipase + CA19-9 + Urine
K63	장의 기타질환	1. 내과계검사 + Amylase + Lipase + M.Culture + M.Sensitivity
J21	급성세기관지염	4. ENT계검사 + ESR + CRP + Mycoplasma
S62	손목 및 손부위의 골절	2. 외과계검사 + ESR + CRP
K60	항문 및 직장부의 열구 및 누공	2. 외과계검사 + ESR + CRP
I83	하지의 정맥류	1. 내과계검사 + D-dimer
H81	전정기능의 장애	4. ENT계검사 + ESR + CRP + M.Culture + FNA(미세침흡인검사) + Biopsy
S92	발목을 제외한 발의 골절	2. 외과계검사 + ESR + CRP
J35	편도 및 아데노이드의 만성질환	4. ENT계검사 + ESR + CRP
S72	대퇴골의 골절	2. 외과계검사 + ESR + CRP + PT/APTT
C34	기관지 및 폐의 악성신생물	1. 내과계검사 + Biopsy + CEA + PFT + CYFRA 21-1
C22	간 및 간내 담관의 악성신생물	1. 내과계검사 + Biopsy + AFP + CEA + IAP + SPan-1 + CA19-9
S02	두개골 및 안면골의 골절	2. 외과계검사 + ESR + CRP
J45	천식	1. 내과계검사 + PFT
J32	만성부비동염	4. ENT계검사 + ESR + CRP + M.Culture + CSF
N18	만성신장질환	1. 내과계검사 + 24hrs Urine + T3 + FT4 + TSH + ADH
F10	알코올 사용에 의한 정신 및 행동장애	1. 내과계검사 + γ-GTP
J34	코 및 부비동의 기타 장애	4. ENT계검사 + ESR + CRP + M.Culture
D12	결장, 직장, 항문 및 항문관의 양성신생물	2. 외과계검사 + ESR + CRP + CEA

질병 코드	질병명칭	검사항목(기본: 입원환자기준 검사항목)
S42	어깨 및 위팔의 골절	2. 외과계검사 + ESR + CRP
K40	사타구니 탈장	2. 외과계검사 + ESR + CRP
C50	유방의 악성신생물	2. 외과계검사 + ESR + CRP + BCA 225 + CA15-3 Tissue Polypeptide Ag + BFP + 나434
H66	화농성 및 상세불명의 중이염	4. ENT계검사 + ESR + CRP + M.Culture
S93	발목 및 발부위의 관절 및 인대의 탈구, 염좌 및 긴장	2. 외과계검사 + ESR + CRP
N20	신장 및 요관의 결석	1. 내과계검사 + Urine Analysis
S46	어깨 및 위팔부위의 근육 및 힘줄의 손상	2. 외과계검사 + ESR + CRP
K29	위염 및 십이지장염	1. 내과계검사 + Gastrin + CA19-9
I25	만성허혈성 심장병	1. 내과계검사 + CPK + CK-MB + Troponin-I + 나368(BNP) + Homocysteine + BNP + CRP + PT/APTT
C18	결장의 악성신생물	2. 외과계검사 + ESR + CRP + CEA
L03	연조직염	2. 외과계검사 + ESR + CRP
N40	전립선의 증식증	4. URO계검사 + CRP + PSA + F. PSA + PAP
R50	기타 및 원인미상의 열	1. 내과계검사 + CRP + Widal + PBS + Blood Culture
I69	뇌혈관질환의 후유증	2. 외과계검사 + ESR + CRP + CSF
S13	목부위의 관절 및 인대의 탈구, 염좌 및 긴장	2. 외과계검사 + ESR + CRP
K25	위궤양	1. 내과계검사 + CRP + Gastrin + Hellicobacter pylori
J44	기타 만성폐색성 폐질환	1. 내과계검사 + Biopsy + CEA + PFT + CYFRA 21-1
I67	기타 뇌혈관질환	2. 외과계검사 + ESR + CRP + CSF + PT/APTT + Homocysteine + BNP
P59	기타 및 상세불명의 원인으로 인한 신생아황달	1. 내과계검사 + PBS + Coomb's test
A41	기타 패혈증	1. 내과계검사 + PT/APTT + M.Culture
D24	유방의 양성신생물	2. 외과계검사 + ESR + CRP + CA15-3 + BCA 225 CA27-29
K21	위-식도역류병	1. 내과계검사 + Gastrin + CRP
B02	대상포진	2. 외과계검사 + CRP + VZV
F20	정신분열병	1. 내과계검사
J06	다발성 및 상세불명부위의 급성상기도감염	4. ENT계검사 + ESR + CRP + M.Culture
O81	집게 및 진공흡착기에 의한 단일분만	3. OBGY계검사 + PT/APTT + ABO RH Type

질병 코드	질병명칭	검사항목(기본: 입원환자기준 검사항목)
S66	손목 및 손부위의 근육 및 힘줄의 손상	2. 외과계검사 + ESR + CRP
J11	바이러스가 확인되지 않은 인플루엔자	1. 내과계검사 + CRP + Influenza Virus Ag
M65	윤활막염 및 힘줄윤활막염	2. 외과계검사 + ESR + CRP + Body fluid test
O83	기타 보조단일분만	3. OBGY계검사 + PT/APTT + ABO RH Type + Antibody screeing test
J02	급성인두염	4. ENT계검사 + ESR + CRP + M.Culture
A08	바이러스 및 기타 명시된 장감염	1. 내과계검사 + Gastrin + CRP + CA19-9 + CEA
K56	탈장이 없는 마비성 장폐색증 및 장폐색	1. 내과계검사 + CRP
J10	기타 확인된 인플루엔자바이러스에 의한 인플루엔자	1. 내과계검사 + CRP + Influenza Virus Ag
M47	척추증	2. 외과계검사 + ESR + CRP
J40	급성인지 만성인지 명시되지 않은 기관지염	4. ENT계검사 + ESR + CRP + Mycoplasma
F03	상세불명의 치매	1. 내과계검사 + Apo E gene
I21	급성심근경색증	1. 내과계검사 + CPK + LDH + CK-MB + TNI + Homocysteine + BNP
G56	팔의 단일신경병증	2. 외과계검사 + ESR + CRP + EMG
K70	알코올성 간질환	1. 내과계검사 + r-GTP + AFP
K61	항문 및 직장부의 농양	2. 외과계검사 + ESR + CRP + CEA + M.Culture + Occult blood
M43	기타 변형성 등 병증	2. 외과계검사 + ESR + CRP
K52	기타 비감염성 위장염 및 결장염	2. 외과계검사 + ESR + CRP + CEA + M.Culture
B08	달리 분류되지 않은 피부 및 점막 병변이 특징인 기타 바이러스감염	2. 외과계검사 + ESR + CRP + M.Culture
D13	기타 및 부분불명의 소화계통의 양성신생물	1. 내과계검사 + ESR + CRP + Gastrin + CEA + CA19-9

제5장

기타 영상검사의학 산정기준

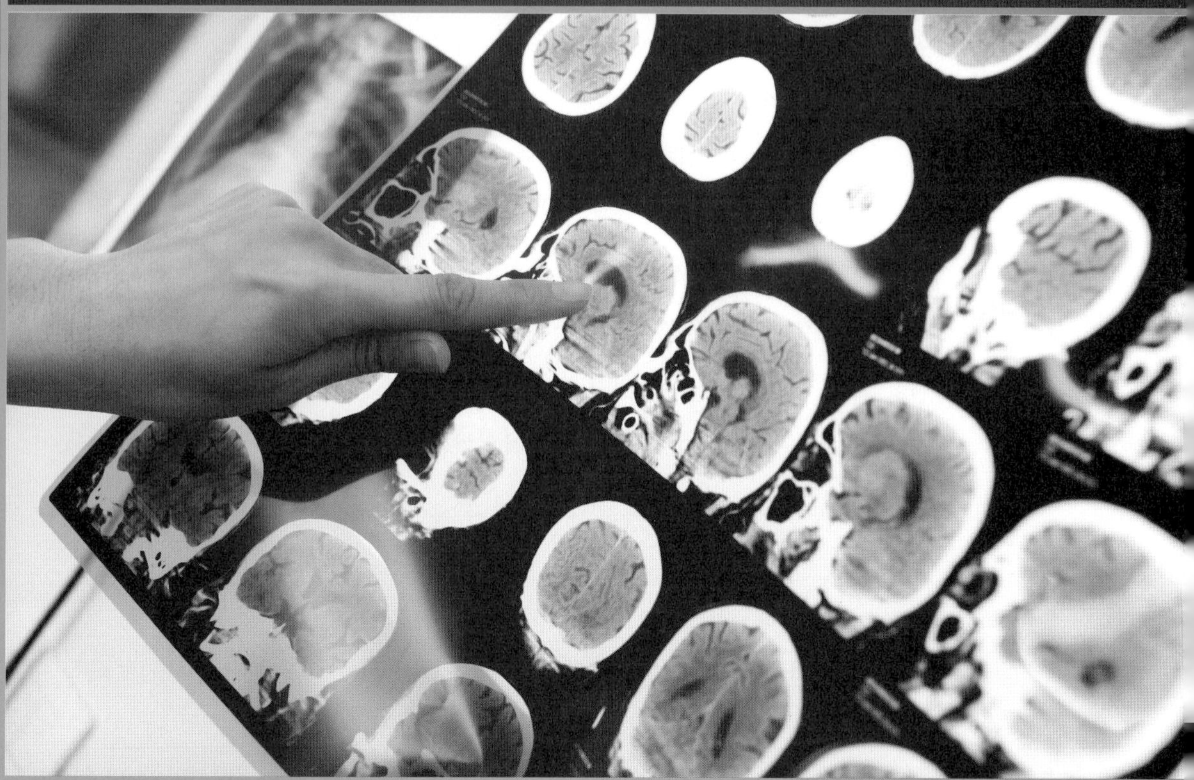

1. 초음파 검사 보험적용기준

1) 일반 기준

(1) 일반원칙

초음파검사는 「본인일부부담금 산정특례에 관한 기준」에 의한 산정특례 대상 중 급여대상으로 정한 경우에만 요양급여하며,

그 이외에는 비급여 대상임.

다만, 요양급여 대상에 해당되나, 산정횟수를 초과하여 시행시에는 환자가 전액본인부담토록 함.

(2) 급여대상 및 산정횟수

「본인일부부담금 산정특례에 관한 기준」에 의한 산정특례 대상 중 다음과 같은 경우에 요양급여함.

-다 음-

가. 등록한 암환자가 등록일로부터 5년간 해당상병으로 진료를 받은 경우 (V193)

(1) 치료 전 1회, 치료 후 1회

(2) 위 (1)항 이후의 추적검사: 1년마다 2회

나. 해당 상병의 뇌혈관질환자가 입원하여 해당 수술(시술 포함)을 받은 경우 1회 수술당 최대 30일 (V191) : 산정특례 적용기간(최대 30일) 중 2회 이내 인정

다. 해당 상병의 심장질환자가 입원하여 해당 수술(시술 포함)을 받은 경우 1회 수술당 최대 30일 (V192) : 산정특례 적용기간(최대 30일) 중 3회 이내 인정

라. 희귀난치성질환 산정특례 대상으로 등록한 환자가 등록일로부터 5년간 해당 상병으로 진료를 받은 경우 (V001~)

(1) 1년마다 2회

(2) 다만, 장기이식 환자의 경우(V005, V013, V014, V015)에는 장기 이식 수술시 2회 추가 인정

(시행일: 2013.10.1일부터)

2) 초음파 급여화 세부 적용기준 관련 사항

① 초음파검사 세부 인정기준 중 질환별 급여대상에 해당되는 환자는 질환에 관계없이 초음파검사의 급여가 가능한지

-초음파검사는 산정특례 대상 중 등록암, 뇌혈관질환으로 수술시, 심장질환으로 수술시, 등록 희귀난치성질환(이하 "급여대상"이라 한다)에 급여함을 원칙으로 하되, 해당 질환으로 인한 합병증의 경우에도 산정특례 적용이 되는 점 등을 감안하여 급여대상 관련 합병증으로 초음파검사를 실시하는 경우에도 급여함.

② 급여대상 관련 합병증으로 초음파검사 실시시 산정횟수에 포함 여부

-급여대상 및 관련 합병증으로 실시한 초음파검사 모두 산정횟수에 포함됨.

③ 두 가지 이상의 급여대상에 해당되는 환자의 초음파검사의 인정횟수

- 급여대상별로 정해진 산정횟수를 각각 산정함.

예시 희귀난치성질환 산정특례대상자(V147)가 심장수술을 받는 경우(V192)에는 희귀난치질환으로 1년에 2회, 심장수술 관련 산정특례 기간 동안 3회 각각 인정함.

④ 등록암환자 관련 산정횟수에서 '치료'의 범위

-등록암환자가 해당 상병으로 치료를 받는 경우 '치료'의 의미는 항암치료, 방사선치료, 수술치료 등이 모두 해당되며 산정횟수는 치료 종류 불문하고 총 2회를 인정함.

⑤ 재발이나 타 부위 전이시 각각 인정 여부

-암이 재발되거나 타 부위로 전이되어 치료가 다시 이루어지는 경우 치료 전·후 각 1회를 추가 인정함.

⑥ 미등록 암환자의 초음파검사 급여 적용 여부

-금번 초음파검사 급여는 중증질환에 우선 적용하는 것으로 미등록 암환자의 경우급여대상에 해당되지 아니함(비급여).

⑦ 뇌혈관질환자, 심장질환자의 경우에 수술(시술)을 반복하여 시행시 초음파검사 급여 적용 여부

- 해당 수술(시술)시마다 산정특례 적용을 받으므로 산정특례 적용시마다 급여 대상별 산정횟수를 적용함.

⑧ 인체면역결핍바이러스질환(B20~B24)의 경우 급여대상 여부

- 인체면역결핍바이러스질환(B20~B24)은 「본인일부부담금 산정특례에 관한기준」에 의거 희귀난치성질환자 산정특례 대상 등록을 예외로 하고 있으므로 등록하지 않은 인체면역결핍바이러스질환도 초음파검사의 급여대상에 해당됨.

⑨ 여러 부위 초음파검사를 동시 실시시 수가 산정방법

- 서로 인접된 부위에 초음파검사를 동시 시행한 경우에는 주된 초음파검사 소정점수의 100%, 제2의 초음파검사 50%를 산정하여 최대 150%까지 산정하며 산정횟수는 1회로 적용함.
- 아울러, 인접 부위는 다음 각 호에 해당되는 경우로 함.

- 다 음 -

- 나-941-라/나-941-마
- 나-944-가(1)/나-944-가(2)/나-944-가(3)/나-944-가(4)/나-944-가(5)/나-944-가(6)/나-946-다
- 나-944-나(1)/나-944-나(2)/나-944-나(3)
- 나-945-가(1) 완관절/나-945-가(2) 수부관절
- 나-945-가(1) 족관절/나-945-가(2) 족부관절
- 나-946-가(1)/나-946-가(2)
- 나-946-나(1)/나-946-나(2)

⑩ 나-945-가 사지관절 초음파검사(편측) 관련 수가 산정방법

- 사지관절 초음파검사를 동시에 양측으로 시행한 경우에는 양측 병변이 있는 경우에 인정하되, 해당 부위 초음파검사 소정점수의 150%를 산정하며 산정횟수는 1회로 적용함.

- 편측병변의 비교 관찰을 위해 양측에 시행한 경우에는 해당 부위 초음파검사 소정점수의 100%만 산정함.

⑪ 나-943 심장초음파검사 주.항에 명시된 선천성심질환에 해당되는 세부상병 범위
- 심장초음파검사 중 선천성심질환에 대한 가산이 적용되는 세부 상병 범주는 다음과 같음.

3) 초음파 급여화 수가 산정 관련 사항

① UBM(초음파생체현미경, ultrasound microscopy)검사시 수가 산정
- 안구초음파(나-941 다(1)안구, E9413)에 포함되므로 동 검사료의 소정점수를 산정

② 초음파 각막두께 측정 검사시 수가 산정
- 안구초음파 계측(나-941 다(3)계측, E9415)에 해당되므로 동 검사의 소정점수를 산정함.

③ 뇌초음파(Transfontanelle Cranial Ultrasound) 검사시 소아 가산 적용 여부
- 동 검사는 신생아 및 영아의 두개내 출혈, 저산소증에 의한 뇌손상 평가 등을 목적으로 뇌실질을 검사하는 수가로서, 소아 가산은 별도 산정 안 됨.

④ 경부초음파 수가 산정
- 경부초음파(나-941 라) 검사는 갑상선, 부갑상선, 림프절, 타액선 등 경부의 광범위 한 부위를 포함한 수가임.
  따라서, 경부의 여러 부위를 실시하더라도 동 검사의 소정점수를 산정함.

⑤ 심장초음파(경흉부 또는 경식도) 일반·정밀 수가 산정
- 정밀수가는 strain이나 3D를 포함하여 실시한 경우에 산정하고, 그 외에 2D, M-mode, Doppler, Tissue Doppler 등을 각각 또는 동시에 실시한 경우는 일반검사 소정점수를 산정함.

⑥ 경흉부 관상동맥 초음파 검사 실시시 수가 산정

-심장-경흉부초음파(나-943 나)에 해당되므로 동 수가의 소정점수를 산정함.

⑦ 경흉부 미숙아 동맥관 심초음파 실시시 수가 산정

-심장-경흉부초음파(나-943 나)에 해당되므로 동 수가의 소정점수를 산정함.

⑧ 복부초음파에서 여러 부위 동시 실시시 수가 산정

-복부초음파는 해부학적 특성을 고려하여 인접장기를 포함한 수가임.
따라서, 복부초음파 수가의 소분류항목(예 : E9441 등)에 포함되는 여러 부위를 동시에 검사하더라도 해당 검사료의 소정점수를 산정함.

⑨ 전립선 또는 여성생식기 초음파 검사시 접근방법에 따른 수가 산정 여부

-전립선 또는 여성생식기는 경직장, 경질, 경회음부 등 접근방법을 달리하여 실시하더라도 해당 검사료(전립선 초음파 또는 골반장기 초음파)의 소정점수를 산정토록 함.

⑩ 유방, 신장, 난소 등 양측 검사시 수가 산정

-유방, 신장, 난소 등은 양측 검사빈도를 반영한 수가이므로 양측을 검사하더라도 해당 수가의 소정점수를 산정함.
〈참고〉 제2장 검사료 산정지침에 의거 대칭기관에 대한 양측검사를 하였을 때에도 "편측"이라는 표기가 없는 한 소정 점수만 산정

⑪ 임신 제1삼분기, 제2, 제3삼분기 기준은?

-임신 제1삼분기는 착상부터 임신 13주까지(13주 6일까지), 제2, 제3삼분기는 임신 14주부터 출산시까지 해당됨.

⑫ 자궁경관 또는 산욕기 초음파 실시시 수가 산정

-복부-골반장기초음파(나-944 가(6), E9446)에 해당되므로 동 수가의 소정점수를 산정함.

⑬ 만 8세 미만 소아 선천성심질환자에 심초음파를 실시한 경우 수가 산정방법

- 심초음파(경흉부, 경식도)에 대한 소아가산(20%)과 '선천성심질환 가산점수'를 각각 산정 가능함.

예시 경흉부 심초음파(일반) = 기본점수+선천성심질환 가산점수+소아가산(20%)
(981.74+168.39+230.03 = 1380.16점)

⑭ 도플러(역동적 포함) 검사시 수가 산정

- 도플러 초음파는 초음파검사 수가에 포함되어 있으므로 해당 검사료의 소정점수만 산정함.

⑮ 조영제 사용시 수가 산정

- 급여대상인 경우에 조영증강 초음파검사 실시시 해당 초음파 검사료의 소정점수를 산정하며, 검사시 사용된 조영제는 별도 산정 가능함.
  *조영증강 초음파검사(고시 제2012-153호)는 급여범위 이외에 실시한 경우에 비급여 대상임.

⑯ 급여대상 관련 일반사항

- 2013.10.1일 초음파검사 급여화에 따른 급여적용 기준은?
  ○ 보험급여가 적용되는 초음파검사는 '진단목적' 으로 실시한 경우에 한하여 급여적용이 가능하며, 치료 및 유도목적 등으로 실시한 경우는 비급여 대상에 포함됨.
  ○ 급여대상은 중증질환자(등록 암환자, 뇌혈관질환자, 심장질환자) 및 희귀난치성질환자 산정특례 대상에 한하여 적용됨.

2. MRI 세부산정기준

1) 일반원칙

자기공명영상진단(MRI)은 질환별 급여 대상 및 산정 기준에 해당하지 않는 경우에는 요양급여하지 아니함.(비급여)

2) 질환별 급여대상

가. 암

(1) 원발성 암(부위별) 번호

- 뇌종양, 두경부암, 연조직 육종 및 골 육종, 척추(척수)를 침범한 경우, 생식기관암

(2) 전이성 암(원발종양에 관계없이 전이 혹은 침범된 부위별)

- 뇌, 척추(척수), 연조직 및 골, 생식기관

(3) 타 진단방법 이후 2차적으로 시행한 경우

- 간암, 담낭암, 췌장암, 요로계암, 내분비샘암, 직장암 등

(4) 폐, 위, 소장, 대장, 유방 부위의 원발성 암 진단시에는 타 진단방법을 우선 시행함을 원칙으로 한다.

다만, 진료담당의사가 필요하다고 판단하여 MRI를 2차적으로 시행할 필요가 있는 경우에는 소견서를 첨부하여야 한다.

나. 뇌양성 종양 및 뇌혈관 질환

(1) 두개강내 양성종양(대뇌낭종포함)

(2) 뇌혈관 질환: 뇌경색, 두개강내출혈(만성기), 기타 뇌혈관 질환(뇌지주막하 출혈, 모야모야병 등)

(3) 타 진단방법 이후 2차적으로 시행한 경우: 두개골의 양성 신생물, 두 개강내 출혈(급성기) 등

다. 간질, 뇌염증성 질환 및 치매 등

(1) 간질(단순 열성경련, 전형적인 소발작은 제외)

(2) 중추신경계통의 탈수초성 질환 및 퇴행성 질환

(3) 다발성 경화증

(4) 중추신경계의 염증성 질환(낭미충증 포함)

(5) 경증, 중등도 치매

(6) 파킨슨병

(7) 수두증

(8) 신경계의 기타 선천 기형

라. 척수손상 및 척수질환

(1) 척수손상

(2) 척수종양(척추강내종양)

(3) 혈관성 척수병증(척수경색, 척추동정맥기형, 척수내정맥염 등)

(4) 척수에 발생한 탈수초성 질환(급성횡단성 척수염 등)

(5) 척수의 염증성 질환(척수염, 척수내농양 및 육아종, 기생충 등)

(6) 척수기형(척수공동증, 구공동증 등)

마. 척추질환

(1) 염증성 척추병증

(2) 척추골절

(3) 강직성 척추염

바. 관절질환

(1) 외상으로 인한 급성혈관절증

(2) 골수염

(3) 화농성 관절염

(4) 무릎관절 및 인대의 손상(반달연골의 열상 등)

사. 심장질환: 심장초음파 검사상 아래의 질환이 의심되어 2차적으로 시행한 경우

(1) 심근병증(심장 이식 후 상태 포함)

(2) 복잡 선천성 심기형 또는 심장과 연결된 대혈관기형을 동반한 선천성 심질환

아. 크론병: 크론병 진단 이후 아래의 병변이 의심되어 시행한 경우

(1) 소장병변

(2) 직장, 항문 병변

3) 산정횟수

가. 진단시

1회 인정하되, 진료상 추가촬영의 필요성이 있는 경우 별도 인정함.

나. 추적검사

(1) 추적검사는 아래와 같이 시행함을 원칙으로 하되, 그 외에 환자상태 변화가 있어 추가적으로 촬영시에도 인정함.

> - 아 래 -
>
> (가) 수술 후(중재적시술 포함): 1개월 경과 후 1회
> 다만, 뇌종양 · 뇌동정맥기형(AVM), 척수농양, 혈관성 척수병증, 척수기형 등을 수술 또는 시술 후 잔여 병변을 확인하기 위해 48시간 이내 촬영한 경우 인정함.
>
> (나) 방사선치료 후(뇌정위적방사선수술 포함): 3개월 경과 후 1회
>
> (다) 항암치료 중: 2~3주기(cycle) 간격
>
> (라) 위 (가)~(다)항 이후의 장기추적검사
> 1) 양성종양: 1년마다 1회씩 2년간, 그 이후부터 2년마다 1회씩 4년간
> 2) 악성종양: 1년마다 2회씩 2년간, 그 이후부터 1년마다 1회씩
>
> (마) 수술, 방사선 · 항암 치료 등을 시행하지 않은 종양, 뇌혈관질환의 경우는 위 (라)-1) 양성종양의 장기추적검사와 동일하게 적용함.

(2) 위 (1) 이외에도 진료상 추적촬영의 필요성이 있는 경우 인정함.

다. 척추 · 관절질환은 진단시 1회 인정하되, 새로운 병변이 발 생되어 추가 촬영한 경우에는 인정함.

라. 심장질환은 진단시 1회 인정하되, 이후 환자상태 변화가있어 추가 촬영한 경우에는 인정함.

마. 크론병에 해당하는 경우 1회 인정하되, 환자상태 변화가 있거나 새로운병변이 발생되어 추가 촬영한 경우에는 인정함.

4) 기타 보건복지부 장관이 정하여 고시한 질병군 진료시 시행된 MRI는 질환별 급여 대상 및 산정기준에 해당되는 경우

「건강보험 행위 급여·비급여 목록표 및 급여 상대가치점수」 제2편 제2부 각 장에 분류된 질병군 상대가치점수에 포함되어 별도 산정할 수 없으며, 질환별급여대상 및 산정기준에 해당하지 않는 경우에는 요양급여하지 아니함.(비급여)

(시행일 : 2013.12.1일부터)

5) MRI 급여 확대 관련 Q&A

Q1 심장질환의 경우 세부 상병 범주는?

A1 사. 심장질환

(1) 심근병증(심장이식 후 상태 포함)

- 심근병증(I42.0~I42.5)
- 심장이식 후 상태(Z941, Z94.3)

(2) 복잡 선천성 심기형 또는 심장과 연결된 대혈관기형을 동반한 선천성 심질환

- 심방실 및 연결의 선천기(Q20.0~Q20.4)
- 심장 중격의 선천기형(Q21.2(제1공 심방중격결손(I형)은 제외), Q21.3)
- 아이젠멘거 결손(Q21.8), 아이젠멘거 복합 증후군(I27.8)
- 폐동맥판 및 삼첨판의 선천기형(Q22.0, Q22.5, Q22.6, Q22.8, Q22.9)
- 대동맥판 및 승모판의 선천기형(Q23)
- 관상혈관의 기형, 선천성 관상동맥류(Q24.5)
- 대동맥의 선천기형(Q25.1, Q25.4, Q25.5)
- 대정맥의 선천기형(Q26.0, Q26.1, Q26.2, Q26.3, Q26.4, Q26.5, Q26.6)

Q2 크론병의 범주는?

A2 아. 크론병[국한성 장염]: K50 (V130)

Q3 심장질환 및 크론병이 의심되어 시행한 MRI는 급여가능한지?

A3 심장질환의 경우 심장초음파 검사상 심근병증 및 복합선천성 심기형 또는 심장

과 연결된 대혈관기형을 동반한 선천성 심질환이 의심되어 시행한 MRI는 급여대상임.

다만, 크론병의 경우 진단 이후 소장, 직장, 항문 병변이 의심되어 시행한 MRI가 급여대상임.

(적용시점 : 2013.12.1일부터, 고시 제2013-180호 참조)

6) 자기공명혈관조영술 수가 산정방법에 대한 질의회신

질의 다246가(7) 자기공명영상진단-기본검사-혈관 수가 산정시 동맥과 정맥촬영을 동시에 시행한 경우 수가 산정방법에 대한 질의

회신

가. 정맥촬영(MR venography) 단독 시행한 경우 수가 산정방법

자기공명혈관조영술(MR angiography, MRA)은 동맥과 정맥촬영을 별도로 구분하지 않았으나, 동맥촬영이 주로 이루어지고 있으며, 행위 정의상의 촬영 소요시간을 고려할 때 동맥혈관 단일촬영시의 수가로 자기공명정맥촬영(MR venography)을 단독으로 실시한 경우에도 동맥촬영과 별도의 촬영과정이 필요하고, 동맥촬영과 동일한 시간이 소요되므로 「다246가(7) 자기공명영상진단-기본검사-혈관」의 소정점수를 산정하도록 함.

나. 동맥(MR arteriography)과 정맥촬영(MR venography)이 동시에 이루어진 경우 수가 산정방법

「동일부위 및 동일상병에 대하여 여러 종류의 촬영을 동시 시행시 수가 산정방법(보험급여과-3905호, '05.9.21)」에서 제1의 촬영은 소정점수를 산정하고 제2의 촬영부터는 촬영 종류에 불문하고 소정점수의 50% 산정하도록 규정하고 있으므로 상기 해석에 따라 동맥과 정맥 촬영의 동시에 이루어진 경우에는 「다246가(7) 자기공명영상진단-기본검사-혈관」의 소정점수의 150%를 산정하도록 함.

3. 전산화단층영상진단(CT)의 산정기준

1) 일반기준

① 악성종양과 감별을 요하는 종괴성질환(양성종양, 육아종, 비전형적인 낭종, 농양 등)의 진단, 감별진단

② 악성종양의 병기 결정 및 추적검사

③ 급성외상(뇌, 흉부, 복부, 골반강, 척추 등)

④ 수술 또는 치료 후 호전되지 않거나 심부 합병증이 의심될 때

⑤ 선천성질환 중 해부학적 구조 확인이 필요한 경우(뇌, 안구, 안면, 측두골, 척추 및 체부의 심부)

⑥ 대동맥질환, 동맥류

2) 두부(Brain) CT

① 뇌혈관질환(뇌졸중, 뇌동정맥기형, 뇌동맥류, 뇌출혈, 뇌허혈증, 뇌경색)

② 뇌막염, 뇌염, 뇌농양 등 염증성 질환(진균 및 기생충질환 포함)

③ 대사성질환, 퇴행성질환 및 회백질 질환, 저산소증으로 인한 뇌증의 진단

④ 간질

⑤ 수두증의 진단, 감별진단

⑥ 합당한 증상 또는 신경학적 소견이 있어 뇌신경질환이 의심되는 경우

3) 안면 및 두개기저(Face or Skull Base) CT

① 종괴형성, 안와염증, 안구돌출(갑상선기능항진증 등)

② 타액선 결석

③ 임상소견상 수술을 요할 정도의 부비동염

④ 터키안내 양성종양, 낭종(선천성, 후천성) 또는 염증성 질환, 뇌하수체호르몬 이상 시, Empty Sella

⑤ 중이염에서 진주종, 뇌막염 등의 합병증이 의심될 때

⑥ 내이(Inner ear)의 정밀 해부학적 구조 파악이 필수적일 때(혈관성 또는 원인불명

의 이명, 원인불명의 청각장애 등)

4) 경부(Neck) CT

① 원인불명의 심부 림프선 종대

② 기도폐쇄의 원인진단 및 범위 결정

5) 흉부(Chest) CT

① 비만성 간질 폐질환, 원인불명의 기흉, (폐기)종, 세기관지 질환, 기관계 이형성증

② 종격동 질환의 감별진단

③ 단순 X선 사진으로는 감별이 어려운 폐결절의 감별진단

④ 단순 X선 사진으로는 진단이 어려운 기관지확장증의 확진 또는 수술 전 해부학적 범위 결정

⑤ 원인불명의 각혈, 무기폐, 늑막삼출액

⑥ 종양과 감별이 어려운 소방형성 늑막삼출, 폐경화 등

⑦ 기관지 이물

⑧ 단순 X선 사진상 폐문종대가 있어 감별진단을 필요로 할 때

⑨ 단순흉부 X선 및 객담검사상 폐결핵의 활동성 여부를 결정하기 어려울 때

⑩ 심장 전산화단층영상진단(Cardiac CT)은 64채널(channel) 이상의 CT로 촬영한 경우에 요양급여로 인정하며, 세부인정기준은 다음과 같음. 다만, 자.~타.는 64채널 미만의 CT로 촬영한 경우에도 인정함.

- 다 음 -

가. 급성흉통으로 응급실에 내원한 환자를 대상으로 급성관동맥 증후군을 감별하기 위하여 촬영한 경우로서 다음 요건을 모두 충족하는 경우

(1) 관상동맥질환의 위험이 저위험도이거나 중등도 위험도이면서 이전에 관상동맥질환을 진단받은 적이 없는 환자

(2) 심전도 검사결과 허혈성 소견이 없는 환자

(3) 심근표지자 검사가 진단적이지 않은 환자

나. 관상동맥질환의 발병 위험이 저위험도이거나 중등도 위험도이면서 이전에 관상동맥질환을 진단받은 적이 없고 안정형 흉통이 있는 환자를 대상으로 촬영한 경우로서 다음 요건 중 하나 이상을 충족하는 경우

(1) 선행부하검사 결과 관상동맥질환의 판정이 곤란한 경우

(2) 기저심전도검사 결과 이상이 있어 운동부하검사 판독이 곤란한 경우

(3) 환자의 상태가 운동부하검사를 실시할 수 없는 객관적인 소견이 있는 경우

다. 관상동맥 우회로 수술 후 흉통이 있는 환자를 대상으로 이식 혈관의 개통성을 평가하기 위하여 촬영하는 경우

라. 좌주간지 관상동맥 중재시술(직경 3 mm 이상 스텐트 삽입)을 받은 환자를 대상으로 혈관의 개통성을 평가하기 위하여 촬영하는 경우

마. 임상적으로 유의한 선천성 관상동맥 기형 평가

바. 심실재동기화치료(cardiac resynchronization therapy, CRT) 전 관상정맥의 해부학적 평가를 위하여 촬영하는 경우

사. 관상동맥질환의 발병위험이 중등도위험도인 환자를 대상으로 다음의 수술을 시행하기 전에 관상동맥질환 여부를 진단하기 위하여 촬영하는 경우

(1) 비관상동맥 심장질환수술 또는 대동맥 수술

(2) 죽상경화성 말초동맥폐쇄성질환의 우회로(Bypass graft) 수술

아. 관상동맥질환을 진단받은 적이 없고, 새롭게 심부전(좌심실 구혈률 35% 이하)을 진단받은 환자를 대상으로 심부전의 원인을 감별하기 위하여 촬영하는 경우

자. 교착성 심낭염

차. 심낭재수술시 흉벽과 심낭사이의 유착확인

타. 복잡 선천성 심장기형의 구조 평가

*관상동맥질환의 위험도 분류는 교과서(Brauwald's heart disesase 등), 임상진료지침 참고

6) 복부(abdomen)[골반 포함] CT

① 만성간염, 간경화증으로 조기 암이 의심될 때

② TIPS(간내 문맥정맥간 단락술)시

③ 합병증이 의심되는 담관 또는 췌관의 확장

④ 원인불명의 담도 또는 췌관의 확장

⑤ 선행 검사상 원인을 알 수 없는 혈뇨

⑥ 선행 검사상 원인을 알 수 없는 요로폐쇄

⑦ 심부 헤르니아

⑧ 허혈성 장질환

⑨ 자궁내막증

⑩ 자궁외임신

⑪ 정류고환

7) 상지 및 하지(upper or lower extremity) CT

① 해부학적으로 복잡한 부위의 골절(관절, 수족골, 안면, 두개기저, 측두골, 척추등)

② 관절내 유리골편의 확인

③ 염증 또는 외상 후 관절내 이상소견의 치료 전 평가 및 치료 후 경과 관찰

④ 골연골증의 수술 전 진단 및 범위 결정

⑤ 수술 후 내고정물의 정확한 위치 평가

⑥ 골수염의 활동성 여부 결정

⑦ 단순 X선 사진상 골절 유합의 평가가 어려울 때

⑧ 만성관절염, 척추분리증의 수술여부 정밀 평가

8) 척추(spine) CT

① 척수의 염증성, 기생충 질환

② 합당한 증상 또는 신경학적 증상이 있는 추간판탈출증, 척추강협착증, 퇴행성질환, 추간반팽윤증 등의 진단 및 감별진단

9) 기타

위 항목에 포함되지 않는 질환들 중 진료담당의사의 진단 및 치료방향 설정을 위해 부득이 촬영했을 때는 합당한 관련 자료와 소견서를 첨부하여 촬영의 필요성이 인정된 경우

(시행일 : 2012.10.1일부터)

4. 양전자단층촬영 세부산정기준

1) 일반원칙

질환별 급여대상 및 산정기준에 해당하지 않는 경우는 요양급여하지 않는다.(비급여)

2) 질환별 급여대상

가. 암

① 병기설정(진단 포함), 재발평가, 치료효과 판정(병기재설정)에 유용한 경우

: 폐암, 대장암(직장암), 식도암, 위암, 두경부암, 자궁경부암, 난소암, 유방암, 악성흑 색종, 악성림프종, 갑상선암, 간암, 담도계종양, 췌장암, 전이성뇌종양, 뇌신경교종,육종, 신경아세포종, 윌름스종양, 원발부위 미상암

② 재발평가, 치료효과 판정(병기재설정)에 유용한 경우

: 위 ①의 암을 제외한 고형암

나. 부분성 간질(partial-onset seizure)

다. 허혈성 심질환에서 심근의 생존능 평가

3) 산정횟수

가. 암

① 병기설정(진단 포함)시 : 1회

② 추적검사

(가) 추적검사는 아래와 같이 시행함을 원칙으로 하되, 그 외에 환자상태 변화가 있어 추가적으로 촬영시에도 인정함.

- 아 래 -

(1) 수술(중재적시술 포함) 후 : 1회

(2) 항암치료(항암화학요법 혹은 방사선치료) 중 : 2회

(3) 위 (1)~(2)항 이후의 장기추적검사: 1년마다 2회씩 2년간, 그 이후부터 2년마다 1회씩

(나) 위 (가)에도 불구하고 방사선치료 계획시에는 별도 인정함.

나. 부분성 간질(partial-onset seizure) : 수술 전, 수술 후 각각 1회로 인정함.

다. 허혈성 심질환에서 심근의 생존능 평가 : 치료 전, 치료 후 각각 1회로 인정함.

4) 기타

보건복지부 장관이 정하여 고시한 질병군 진료시 시행한 PET는 질환별 급여 대상 및 산정기준에 해당되는 경우 「건강보험 행위 급여·비급여 목록표 및 급여 상대가치점수」 제2편 제2부 각 장에 분류된 질병군 상대가치점수에 포함되어 별도 산정할 수 없으며, 질환별 급여 대상 및 산정기준에 해당하지 않는 경우에는 요양급여하지 아니함.(비급여)

(2010.7.1 시행)

5. 골다공증을 확인하는 다-334 골밀도검사의 적용기준

척추수술(척추성형술, 척추후굴풍선성형술) 및 골다공증 치료제 인정기준상 명시하고 있는 골다공증 및 골다공증성 압박골절을 확인하는 다-334 골밀도검사에 대하여 다음과 같이 심사적용함.

-다 음-

가. 척추수술(척추성형술, 척추후굴풍선성형술)

골다공증에 의한 압박골절을 골밀도검사 결과로 확인하는 경우(남자, 젊은 여성 등)는 대퇴골의 ward's triangle의 부위를 제외한 central bone[척추, 대퇴]의 측정값으로 판단토록 하며 WHO 기준에 따라 정상치보다 2.5 표준편차 이상 감소된 경우(T-score ≤ -2.5)를 골다공증으로 인정함.

나. 골다공증 치료제

골밀도검사 결과적용시 central bone[척추, 대퇴]의 측정값은 대퇴골의 ward's triangle의 부위를 제외하고 판단토록 함.

(시행일 : 2011.3.1 진료분부터 적용)

6. 신경학적 검사(Neurological Examination)

1) Examination of Unconsciousness Patients

(1) Mental Status Examination

의식이 있는 환자는 병력청취시 대개 이루어지며 이때 환자의 성격이나 교육수준 등이 파악될 수 있다. 이상이 있다고 판단될 경우 아래 항목들에 유의하면서 더 자세한 검사를 요한다.

- 의식(consciousness): drowsiness, confusion, stupor, semicoma, coma 등으로 구분하여 각성도를 정한다.
- 지남력(orientation): 시간, 장소, 사람에 대한 지남력을 각각 검사한다.
- 판단력(judgement): 속담의 의미나 어떤 상황에 대처하는 질문을 한다.
- 기억력(memory): attention span, registration, retention recall 등 부분적인 관계를 생각해서 검사한다.
- 산력(calculation): 계속해서 빼기(serial substrtaction)
  - 100에서 계속하여 7 또는 13을 빼도록 시킨다.
- 사고력(thinking): 사고 과정이 정상적인지 또는 망상유무 등을 관찰한다.

- 정서 감정반응(emotion): 초조, 불안, 우울, 조증 등이 있는지 살펴보아야 한다.
- 지각력(perception): 환각(hallucination), agnosia(실인증), anosognosia(자기상실), autotopagnosia(자가국소 실인증) 등이 있는가 살펴보아야 한다.
- 언어(speech): 구음장애(dysarthria), 발성장애(dysphonia), 실어증(aphasia), 특히 aphasia와 동반하여 agraphia, alexia, acalculia, allocheiria, finger agnosia 등을 검사하여야 한다.
- 행동(behavior): 행동과잉, 무의욕증(abulia), 실행증(apraxia) 등에 대한 관찰을 하여야 한다.

- agnosia(실인증): 어떤 사물에 대한 개념이 상실된 상태로 대뇌피질의 미만성 병변에 의한다.
- aphasia(실어증): 실제 발성을 일으키는 말초나 그 지배 신경계에는 이상이 없으나 대뇌의 언어중추(우성 대뇌 반구에 위치함)에 병변이 생겨 언어의 해독(sensory aphasia: Wernicke area에 위치함)이나 언어조작(motoraphasia: Broca area에 위치함), 또는 이 두 가지 기능을 연결하는 속(conduction aphasia: Arcuate fasciculus에 의함)의 장애가 생긴다. 그러나 이러한 부분들 이외에 기타 대뇌의 상당한 부분이다 언어 기능과 관계되어 이러한 직접적인 언어중추 이외의 부분들의 장애에 의한 것은 피질 간 실어증이라고 부르며 여기에 운동성인 것과 감각성인 것으로 나눌 수 있다.
- apraxia(실행증): 실어증과 마찬가지로 말초운동기관이나 운동로에 이상은 없으나 대뇌피질(주로 비우성 대뇌반구에 위치함)의 병변으로 활동할 계획을 세우지 못하거나, 미세운동의 장애를 보이는 경우를 말한다.
- agraphia(실서증): 흔히 aphasia와 동반되어 나타나는 장애로 손의 힘은 이상이 없으나 대뇌피질의 장애로 글씨를 쓰지 못한다.
- alexia(실독증): 글씨를 읽지 못하는 장애, 역시 aphasia와 흔히 동반된다.
- acalculia(계산불능증): 수에 대한 개념이 파괴되어 계산을 하지 못한다. 우성반구 두정엽에 병변이 있을 때 주로 나타난다.
- allocheiria(좌우판단 상실증): 우성반구 두정엽의 장애로 좌우로 구별하지 못한다.
- finger agnosia(수지 실인증): 손가락에 대한 개념을 상실한 상태로 우성반구 두정엽의 장애시 일어난다.
- anosognosia(자기상실증): 자기 자신의 기능의 이상이 있는 것을 부인하는 것으로 주로 비우성 두정엽에 병변이 있는 경우 반대측의 마비를 부인한다.
- autotopagnosia(자가국소 실인증): 자신의 손이나 팔을 인지하지 못하는 상태로 검사자의 팔을 자신의 것으로 받아들이는 경향을 보인다. 병변은 비우성 반구 두정엽에 위치한다.

(2) Cranial Nerve Examination

- olfactory nerve: 검사자가 한쪽 콧구멍을 막고 반대쪽에 냄새 나는 물건(담배, 커피)을 맡게 한다. 양측 또는 편측의 무후각증(anosmia) 유무, 후각성 환각 등을 관찰한다.
- optic nerve: 시력, 대위시야 측정(confrontation test)을 통한 시야검사, 동공이상 등을 관찰한다. 안저검사를 시행하여 papilledema나 망막 혈관들의 변화, 유두 경계의 불분명 등을 꼭 관찰하여야 한다.

  대위시야 검사에서 이상이 의심되면 안과에서 주변 시야 계측법(perimetry)을 시행하고 시야결손을 확인하여 국소 병변 부위를 결정한다.
- oculomotor nerve: 동안신경은 안구운동근육 중 lateral rectus(외직근, abducens nerve)와 superior oblique(상사근, trochlear nerve)을 제외한 모든 동안근의 신경지배와 levator palpebrae muscle을 지배하고 부교감 신경을 통하여 모양근을 지배한다. 따라서 이상이 있는 경우 안검하수, 동공산대 및 여러 방향의 안구 운동장애로 나타나 안구는 외측하방으로 향한다.
- trochlear nerve: 상사근의 신경지배를 하여 안구를 하방 내전하게 하는 기능이다. 뇌신경 중 유일하게 cross하여 반대측상사근을 지배한다.
- trigeminal nerve: 세 개의 가지가 인면의 감각을 지배하여 뇌교 및 연수의 하행성 삼차신경 경로를 통하여 반대측 medial lemniscal system을 통해 반대측 시상으로 감각을 전달한다. 동시에 뇌교에 위치한 삼차신경의 운동신경핵은 저작근을 지배한다. 따라서 그 기능 검사는 안면의 감각을 검사하거나 저작근의 근력을 검사한다.
- abducens nerve: 외직근의 신경지배로 안구의 외전과 관계하며 이상이 있으면 외전이 마비된다. 뇌압이 증가하거나 기저조에 뇌막염이 있는 경우 외전신경의 마비가 자주 있다. 이들 안구운동에 관계되는 세신경 등은 안구운동을 검사하여 이상 유무를 관찰하게 되고 확실하지 않은 경우는 red glass test을 통하여 diplopia을 찾아내고 그 원인이 되는 신경을 파악하여야 한다.
- facial nerve: 안면신경은 안면의 모든 신경을 지배하므로 이상이 있는 경우 안면마비가 나타난다. 그런데 상반은 양측의 운동피질에서 신경지배를 받게 되므로 반대측 반구에 병변이 있어도 운동신경로에 마비를 보이지 않게 된다(중추성 신경마비,

central type). 그에 반해 Bell's palsy와 같이 안면신경핵 이하의 안면신경에 기능이 상이 있는 경우에는 안면의 상하부 모두 마비가 뚜렷이 나타나 입이 마비가 안 된 쪽으로 끌리고 미비된 쪽으로는 이마에 주름이 잡히지 않고 눈을 완전히 감을 수 없게 된다.

- acoustic nerve: 청신경은 semicircular canal에서 시작되는 전정신경과 cochlea에 서 시작되는 와우신경의 두 부분이 있어 몸의 균형과 청각을 담당한다. 앞서 안구 운동을 관찰할 때 안구진탕 유무와 그 방향이나 형태를 관찰하여야 한다. 청력에 이상이 있을 경우 turning fork를 이용하여 Weber test 및 Rinne test를 하고 더 자세한 검사를 위해서는 이비인후과에 의뢰하여 청력검사를 한다. 말초성 전정의 이상이 있는 경우는 NylenBarany test로써 현훈이나 안구진탕을 유발시켜 이상 부위를 추정할 수도 있다 .

Caloric test(vestibulo-occular reflex)는 전정신경을 통한 구심성 신경이 뇌교의 종단부위에서 전정신경핵을 통과하여 외전신경으로 통한 medial longitidinal fasciculus를 통하여 동안신경까지 자극이 전달되어 양안의 conjugate deviation 및 안구진탕을 관찰하는 것으로서 10cc의 얼음물(4℃)을 외이도에 주입하면 정상적으로 동측으로 conjugate deviation되면서 반대측으로 안구진탕이 있게 된다. 40℃의 더운물로 할 경우에는 반대 현상이 일어난다.

- glossopharyngeal nerve: 구개, 인후부의 감각 및 혀의 뒤쪽 1/3의 미각을 담당하고 인두를 거상시키는 근육 및 carotidbulb의 baroreceptor에도 신경 지배를 받는다.
- vagus nerve: Glossopharyngeal nerve의 운동신경과 겹치면서 후두에 recurrent lary ngeal nerve를 내고 있어서 인후두, 구개, 목젖 등의 운동에 관계되어 발성에 중요한 역할을 한다. 이상이 있은 경우는 연하곤란이나 쉰 목소리가 나오고 '아' 소리를 낼 때 연구개와 인후부가 거상이 안 되어 정상인 쪽으로 끌린다. 구역반사는 설인 신경을 통한 구심로와 연수에서 반사궁을 이루어 원심으로는 미주신경을 통하여 반사를 하게 되므로 이두신경의 경로 및 연수기능이 정상인 경우 반사가 양측으로 강하게 일어나게 된다.
- accessory nerve: 부신경도 연수에서 하운동 신경이 출발하여 SCM 및 trapezius 근

육의 상부에 신경지배를 한다. 검사방법은 머리를 약간 앞으로 구부리게 하고 검사자의 손으로 막으면서 근력 촉진 및 SCM 근육의 수축을 눈으로 확인한다. trapezius 근육은 어깨를 오그리게 하고 검사자가 양손으로 누르면서 근력을 검사하여 양쪽에 차이가 있는지 검사한다.

- hypoglossal nerve: 동측 혀의 운동기능을 담당하며 연수에 핵이 위치한다. 이상이 있는 경우 그쪽으로 혀를 내밀지 못한다. 따라서 혀를 똑바로 내미는 경우 이상이 있는 쪽으로 혀가 편향된다. 설하신경의 핵은 양측 운동신경에서 신경지배를 받으므로 안면신경의 경우와 매우 흡사하여 상부운동성 마비의 경우 편향은 미비하나 하부운동 신경성 마비인 경우 편향이 심하고 위축이 빨리 나타난다. 혀에서 fasciculation이 관찰되는 경우에는 motor neuron disease를 의심해야 한다.

(3) Motor System

1. 보행장애, 불수의 운동 및 체위의 이상 등은 환자를 보는 순간부터 시작되고 병력을 청취하는 동안 이를 관찰하며 의심이 되는 경우에는 다시 검사를 시행하여야 한다.
2. 기타 다른 운동계의 이상은 근력의 감소나 근육긴장도의 이상으로 나타나는데 이러한 이상을 이해하기 위해서는 운동을 완전히 파악하고 있어야 한다.
   - 운동로(motor tract): motor cortex corona radiata internal capsule cerebral peduncle basis pontis medullary pyramidal decussation lateral corticospinal tract anterior horn cell anterior root spinal nerve or plexus neuromuscular junction muscle
3. motor power의 정량적 검사

Grade	movement Grade
0	no movement Grade
I	flickering Grade
II	movement without gravity Grade
III	movement against gravity, but not aginst resistance Grade
IV	full range of movement, but resisted by examiner Grade
V	normal 또는 근력의 감소를 0%, 25%, 50%, 75% 등의 방법을 쓸 수도 있다. 완전마비(plegia), 부전마비(paresis), 약간의 감소(weakness) 등으로 표시

4. 근긴장도(tone)의 이상 extrapyramidal system에 관여되는 근 긴장도의 이상은 흔히 tone이 증가되는 rigidity 또는 그 균형 이상으로 오는 dystonia나 그 외의 불수의 운동들이 포함된다.

근긴장도에 따라 세 가지 형태로 나타난다. spasticity는 접는 칼 현상으로 rigidity는 두 가지 연관현상과 톱니바퀴현상으로 나타난다. spasticity는 agonis와 antagonist 중 하나에서만 일어나며 속도변화에 민감하다. 그러나 rigidity는 agonis와 antagonist 모두에서 일어나며 속도변화에 영향을 받지 않는다.

현상	근긴장도	설명
접는칼 현상(clasp-knife)	spasticity	강제로 펴거나 굽힐 때 저항이 증가하다가 갑자기 저항이 감소하는 현상, 속도변화에 매우 민감(속도가 빨라지면 저항력도 증가)
연관현상(lead pipe)	rigidity	거의 일정한 근긴장도를 유지
톱니바퀴현상(cogwheel)	rigidity	저항이 율동적으로 느껴지는 현상

근긴장 이상으로 인한 불수의적 운동으로는 떨림(tremor), 무정위성운동(athetoid), 무도병(chorea), 발리즘(ballism)이 있다.

5. 상부 운동신경마비와 하부 운동신경마비의 감별 환자들의 마비 형태에 있어 상부 운동신경 손상에 의한 마비인지 하부 운동신경 손상에 의한 마비인지 감별하는 것은 상당히 중요하여 그 감별점을 숙지하여야 한다. 또 사지에서 생기는 마비의 형태를 사지마비, 편측마비, 단마비, 하반신마비 등으로 부르고 있어 이러한 용어를 완전히 이해하고 발생기전을 생각할 수 있어야 한다.

상위운동신경원(UMN)에 문제가 생기면 움직임의 세밀화가 상실되는데 일반적으로 hyperactivity반사(reflex) 등 강직성(spastic)의 완전마비(paralysis) 또는 불완전마비(paresis), 신전성 고긴장(extensor hypertonus), 근육의 과도한 뻣뻣함이 나타난다.

하위운동신경원(LMN)에 문제가 생기면 부적절한 수의운동 이완성(flaccid)의 완전마비(paralysis) 또는 불완전마비(paresis), 빠르게 발생되는 근육긴장의 소실 및 근육위축(atrophy), 감각신경 손상으로 인한 감각변화가 있으며 일반적으로 hyporactivity가 나타나며 잔떨림(fibrillation)이 나타난다.

	UMN	LMN
마비형태	spasticity	flaccid
근위축(atrophy)	거의없음	심한 근위축
DTR	항진	감소 또는 소실
비상적인 표재반사	Babinski sign 나타남	나타나지 않음
섬유속연축(fibrillation)	없음	척수앞뿔손상시 발생

(4) Sensory System

감각계의 검사는 주로 통각, 온도 감각로와 진동감, 위치감각으로 나누어 검사하고 촉각, 압각은 전달로가 일정치 않아 임상검사에서 적용시키기 어렵다. 검사는 각각의 검사에 대한 검사를 몸의 위에서부터 아래로 또 사지의 근위부에서 원위부로 내려가면서 양측을 동시에 비교한다.

① 측색척수 시상로(lateral spinothalamic tract)

말초 수용기(온각, 통각) 말초신경 dorsal root ganglia spinal decussation lateral spinothalamic tract posterior lateral aspect of brain stem ventral posterior lateral nucleus of thalamus thalamocortical projection sensory cortex

② 후삭척수 시상로(posterior spinothalamic tract)

말초 수용기(진동각, 위치각 및 촉각, 압각) 말초신경 dorsal root posterior column medial lemniscal decussation in medulla contralateral brainstem posterior lateral nucleus thalmocortical projection sensory cortex

③ 침범 분포 양상

장갑-양말 형태, 감각절 상태, 말초신경 분포 형태 등으로 침범된 부위가 이상이 생긴 신경분포에 따라 달라지므로 감각신경 지배 영역에 대하여 알고 있어야 한다.

④ 피질성 감각 이상

입체감각소실(astereognosis), 감각소멸(sensory extinction), 글씨감각(graphesthesia), 무게감각(barognosis), 두 지점 판별력(two point discrimination) anosognosia, autotopagnosia 등 대뇌피질에서 감각의 해석 또는 판별하는 능력의 감소에 따른 여러 가지 장애를 보일 수 있다.

(5) Reflex

반사작용은 문자 그대로 반사적인 활동으로 여기에는 대뇌활동이 개재될 수 없는 객관적인 자료이다. 부언하면 운동이나 감각계는 피검자의 의지가 개재될 수 있으나 반사작용은 그렇지 못하다.

1. Cranial reflex, light reflex, accommodation reflex, corneal reflex, vestibulo ocular reflex, gag reflex, cough reflex, doll's eyes movement, ciliospinal reflex 등의 여러 가지 뇌신경이나 뇌간 기능유지를 검사하는 반사활동이 있고 이들에 대한 설명은 개개의 뇌신경 부분이나 혼수 환자의 신경학적 검사시에 다시 나오게 된다.

2. Deep tendon reflex
일반적으로 사지의 건에서 행해지며 biceps jerk, triceps jerk, brachioradialis reflex, knee jerk, ankle jerk 등이 시행되고 그 정도에 대한 판정은

   0 (no response),

   + (decreased reponse),

   ++ (normal),

   +++ (brisk response, may be disease state),

   ++++ (very brisk response evidence of pathology)

   등으로 나누어지고 이 반사가 잘 나타나 지으면 강화시킬 수 있다(jendrass 방법). 이러한 반사는 그들 반사궁을 이루는 척수의 위치를 알고 있어야 한다.

3. Superficial skin reflex
배꼽 주위 복부 반사, 고환 거근 반사, 항문 반사 등이 대표적인 것으로 피부를 약간 예리한 기구로 자극하여 그 하부의 근육의 수축기능을 관찰하는 것으로 umbilicus, scrotum, anus 주위 근육의 수축기능을 눈으로 확인하는 것이다.

4. Pathologic reflex
추체로(pyramidal tract, 즉 상부운동 신경로)에 병변이 있을 때 나타날 수 있는 반사들로서 대표적인 것은 toe sign(extensor plantar response)으로서 이것을 일으키는 방법에 따라 Babinski sign, Chaddock sign, Oppenheim sign 등으로 불리는데 추체로 이상시에 같은 형태의 toe sign이 일어난다.

손가락에도 비슷한 징후를 보일 수 있는데 Hoffman sign이란 중지의 마지막 마디를 검사자가 두 손가락으로 튀겼을 때 무지와 검지가 adduction 및 apposition하는 양상을 보이는 것이고 Troe mer sign이란 중지의 마지막 마디의 손바닥 면을 검사자의 손가락으로 튀겨 보는 것으로 양성반응은 같은 양상을 나타낸다.

그 외에 추체로 병변이 생겨 하부운동신경에 대한 조절이 안 되어 나타나는 증상으로 간대성 경련(clon us)이 있는데 이러한 것을 관찰하는 방법은 그 관절 주위에서 근육들을 자극하여 근육의 간대성 경련이 일어나도록 유도하는 것이다. 흔히 족관절, 슬개, 수근 등으로 관찰할 수 있는데 그중 ankle clonus가 대표적이다.

5. Frontal releasing sign 또는 corticospinal tract sign

이러한 양상의 징후들은 대뇌피질의 넓은 부위에 미만성의 장애에 많이 수반되고 대뇌피질들의 전반적인 억제 기능이 떨어져 원시적인 상태(영유아기)에서 보였던 징후들이 나타나는 것으로 이해되고 있다.

즉 손바닥을 자극하면 무엇을 무조건 잡으려고 하는 grasping 반사, 입안에 무엇을 넣으면 빨려고 하는 rooting 반사 또는 비슷한 것으로 snouting 반사 또는 손가락이나 손바닥을 긁었을 때 그쪽 편의 턱 주위에 근육 수축이 나타나는 pollicomental 또는 palmomental 반사 등이다.

6. 기타 주요 징후 및 검사

- meningeal irritation sign: Kernig sign, Brudzinski sign
- Stright Leg Raising test(SLR: Lasegue sign): 피검자의 다리를 슬관절에서 신전한 상태로 고관절에서 굴곡시켜 보는 것으로 다리로 신경지배를 하는 척수신경이 척수강을 출발하기 전에 추간판탈출에 의한 것이나 기타 신경을 압박하는 물질에 의하여 압박이 가중되게 하여 통증이 유발되는 방법으로 흔히 추간판탈출증의 진단에 많이 응용된다.

그 외에 Lhermitte sign, Spurling sign, Patrick test, Hoover sign 등이 있다.

(6) Cerebellar Function Test

소뇌의 기능은 주로 인체의 평형, 근육 강도(tone), 운동조화 등을 자동적으로 조절하는 기능을 한다.

① 이상소견

ataxia,dysarthria(scanning, explosive), intention tremor, dysdiadochokinesia, overshoot phenomenon, nystagmus, dysmetria

② 검사법

finger to nose test, heel to knee, rapid alternating movement, tandem gait, Romberg test, Romberg test에서는 같은 검사를 두 눈을 감게 한 후에도 시행하여 눈을 감으면 중심을 못 찾게 되는 감각성 실조를 감별하여야 한다.

(7) Examination of unconsciousness patients

① 생체 활력 징후의 이상

- 고열: 전신성 열병, 세균성 바이러스성 뇌막염 또는 뇌염
- 저체온: alcohol, barbiturate 중독, 말초순환 장애
- 저호흡: morphine or barbiturate 중독, 갑상선기능부전
- 과호흡: 폐렴, 당뇨산증 또는 요독산증, 중추신경성 과호흡
- 고혈압: 뇌출혈 등의 뇌졸중, 고혈압성 뇌증
- 저혈압: 당뇨병성 혼수, 여러 가지 약물 중독, 내출혈, 패혈증, Addison씨병, 심근경색, 박리성 대동맥류
- 빈맥: 뇌허혈을 동반한 심장질환, 내부 출혈

② 피부질환

- 청색증: 산소 결핍
- 진홍색 피부 변화: CO poisoning
- 다발성 타박상: 내출혈, 주정중독, 뇌좌상
- maculopapular rash: 뇌막구균성 감염, 포도상 구균성 감염, typhus

③ 호기냄새

- uriniferous odor: 주정, 요독증
- musty odor: hepatic coma fruit odor ; diabetic coma

④ responsiveness Modality Response Score

- Eye opening Spontaneous 4 To speech 3 To pain 2 Nil 1
- Best verbal response Oriented 5 Confused 4 Inappropriate word 3Incomprehensive words 2 Nil 1
- Best motor response Obey command 6 Localize pain 5 Withdrawal to pain 4 Abnormal flexion 3 Abnormal extension 2 Nil 1
- Total 15

⑤ 호흡 이상

- Cheyne-Stokes respiration P_{CO_2}에 호흡중추가 예민하게 반응하고 이에 대한 대뇌 피질에서의 조절 기능이 상실된 상태로 주로 간뇌 또는 대뇌 깊은 곳 이상으로 대사성 이상이나 큰 SOL이 supratentorial에 있는 경우이다.
- 중추신경성 과호흡(central neurogenic hyperventilation) 병변이 중뇌: 뇌교 상부에 위치하는 경우 주로 나타나며 호흡의 횟수와 깊이가 증가되어 호흡성 알칼리혈증을 나타낸다. 이것은 하부뇌간의 호흡조절기간의 release 현상으로 P_{CO_2}나 pH에 관계없이 계속된다.
- 지속성 흡입호흡(apneustic breathing) 뇌교하부의 병변시 최대 흡입 이후 2~3초간 호흡이 중지되는 양상을 보이거나 군발호흡이 많다.
- 실조성 호흡(ataxic breathing) 연수에 병변이 내려오면 호흡은 일정한 리듬이 없고 호흡마다 분당 횟수와 깊이가 변하는 biot 또는 ataxic 호흡을 보인다.

⑥ 동공 이상

- small reactive pupil: 간뇌시기
- dilated unreactive pupil: midbrain 시기
- pin point pupil: pontine tegmentum 병변시 강한 광자극에만 반응하는 축소된 동공으로 opiate 중독 또는 부교감신경계 약물 중독을 배제하여야 한다.
- wide dilated fixed pupil: 연수시기. 부교감신경차단제 점안 또는 중독을 배제하여야 한다.
- ciliospinal reflex: 경부를 꼬집어 교감신경계의 이상유무를 검사하는 것으로 동공이 산대되면 neck에서부터 midbrain까지 교감신경계가 정상인 것을 알 수 있다.

• 깊은 혼수시 동공 반사 유지 : 대사성 혼수 또는 중독성 혼수

⑦ 안구운동 이상

• roving: 얕은 대사성 혼수시에 많이 보인다.
• doll's eye phenomenon; oculocephalic reflex 머리를 갑자기 한쪽으로 움직일 때 안구가 반대측으로 conjugate deviation되는 현상으로 주로 간뇌기능 장애시 보인다. 이것이 유지되면 혼수에서 중뇌나 뇌교 기능은 유지되고 안구를 움직이는 신경들도 이상이 없음을 시사한다.
• caloric test: oculovestibular reflex 온냉수로 외이에서 전정을 자극하여 안구의 conjugate deviation 및 안구 진탕을 관찰한다.
• conjugate deviation supratentorial lesion시는 ipsilateral, infratentorial lesion시는 contralateral로 향한다.
• downward inward turning 시상 혹은 중뇌 병변
• 기타 불수의 안구운동 retraction nystagmus, ocular bobbing, opsoclonus

⑧ 체위 이상

• decorticated rigidity: 간뇌 이상 또는 대사성 이상
• decerebrate rigidity: 중뇌 이하 병변
• total flaccidity: 연수 기능 이상 또는 급성양측성 병변
• 편측마비란 중지의 마지막 마디를 검사자가 두 손가락으로 튀겼을 때 무지와 검지가 adduction 및 position하는 양상을 보이는 것이고, Troemer sign이란 중지의 마지막 마디의 손을 뜻한다.

찾아보기

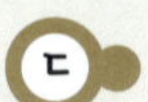

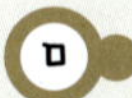

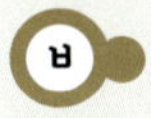

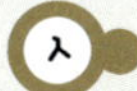

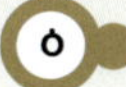

ㅈ

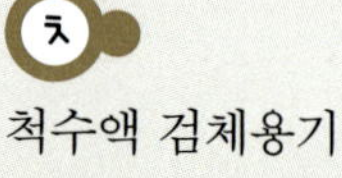

ㅎ

A

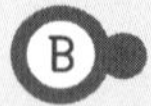

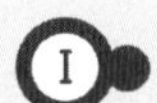

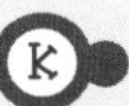

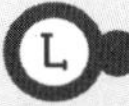

N

O

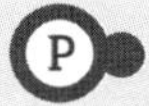

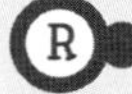

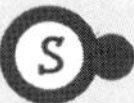

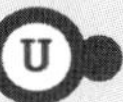

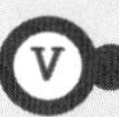

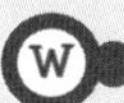

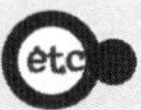

저자소개

유은영

현재 광주보건대학 보건행정과 교수

원광대학교 보건행정학과 석사, 박사

이정

현재 광주보건대학 보건행정과 겸임교수

순천대학교 생물학과 박사 수료

조선대학교 보건대학원 석사

고흥종합병원 진단검사의학과 실장(1996~2017)

알기 쉬운 **임상검사의학** 개정판

2020년 2월 24일 개정판 발행
2015년 3월 20일 초 판 발행

지은이 유은영 · 이정
발행인 이 영 호
발행처 **수 학 사**
06653 서울특별시 서초구 효령로 263
출판등록 1953년 7월 23일 No.16-10
전화번호 02) 584-4642(代) 팩스 02) 521-1458
http://www.soohaksa.co.kr
디자인 북큐브

정가 23,000원

ISBN 978-89-7140-914-5 93510